Kavita Patel
T. Selva Kumar
Shri Krishna Prashanth B.

VERSATILIDADE DOS RETALHOS LIVRES MICROVASCULARES NA RECONSTRUÇÃO DA MANDÍBULA

Kavita Patel
T. Selva Kumar
Shri Krishna Prashanth B.

VERSATILIDADE DOS RETALHOS LIVRES MICROVASCULARES NA RECONSTRUÇÃO DA MANDÍBULA

ScienciaScripts

Imprint

Cover image: www.ingimage.com

This book is a translation from the original published under ISBN 978-3-659-80214-0.

Publisher:
Sciencia Scripts
is a trademark of
Dodo Books Indian Ocean Ltd. and OmniScriptum S.R.L publishing group

120 High Road, East Finchley, London, N2 9ED, United Kingdom
Str. Armeneasca 28/1, office 1, Chisinau MD-2012, Republic of Moldova, Europe
Printed at: see last page
ISBN: 978-620-8-35391-9

RECONHECIMENTO

Gostaria de estender a minha sincera gratidão ao meu ***Professor e Diretor do Departamento, Dr. V. B. Krishnakumar Raja, M.D.S.,*** *pelos seus esforços incansáveis para me formar, moldar e ajudar a evoluir. Agradeço-lhe ainda o facto de não só ter tido ideias infinitas, mas também de ter criado um ambiente onde as grandes ideias podem prosperar.*

Gostaria de estender a minha profunda gratidão à minha orientadora, ***a Dra. T. Selva Kumar, M.D.S., Leitora,*** *Departamento de Cirurgia Oral e Maxilofacial, S.R.M. Dental College, Chennai, pelos seus esforços incansáveis em motivar-me e orientar-me constantemente para a conclusão desta dissertação da biblioteca.*

Agradeço especialmente ao ***Dr. Prashanth, M.D.S.*** *por ter dado orientações e sugestões valiosas e por ter sido motivador.*

Não tenho palavras para agradecer aos meus avós, o falecido ***Sr. Babubhai Patel e a Sra. Revaben Patel,*** *à minha mãe,* ***a falecida Sra. Sushmaben Patel,*** *ao meu sogro* ***Sr. Ashvinbhai Patel e*** *à minha sogra* ***Sra. Jagrutiben Patel*** *pela imensa fé que sempre demonstraram em mim. O vosso amor, apoio e encorajamento motivaram-me sempre nesta jornada.*

*Estou profundamente grato a todos os membros da minha família (****Sra. Shilpa Patel, Sra. Jayshree Patel, Sr. Prakash Patel, Sr. Hasy Patel, Sra. Dimpal Patel, Sra. Asha Patel,***

***Dhruv, Jenil, Dhyan, Ruhi &Mahi**) pelo seu apoio e amor constantes nesta jornada.*

*Um agradecimento especial ao meu marido, **o Sr. Kirtan Patel**, que sempre me apoiou e esteve sempre presente em todas as etapas do meu percurso, e aos meus melhores amigos, **o Dr. Chinmay, o Dr. Jeel, o Dr. Kinnari e o Tirth**, que sempre me apoiaram em todos os momentos e que são o meu maior sistema de apoio.*

*Por último, mas não menos importante, agradeço a **Shri Swaminarayan Bhagwan e Pramukh Swami Maharaj** por me terem dado força e por tudo o que pude fazer na vida.*

VERSATILIDADE DOS RETALHOS LIVRES MICROVASCULARES NA RECONSTRUÇÃO DE DEFEITOS MANDIBULARES.

ÍNDICE

INTRODUÇÃO

A mandíbula é o osso maxilar inferior que suporta os dentes inferiores e forma a metade inferior da face. É constituída por duas partes simétricas que se unem no meio para formar a sínfise mandibular. A mandíbula tem várias caraterísticas anatómicas importantes, incluindo o processo alveolar, o forame mental, o canal mandibular, o côndilo, o processo coronoide e o ângulo[2] . Proporciona uma altura facial adequada, anteriormente, desde o lábio inferior até ao queixo, e forma a estrutura óssea para uma largura facial normal ao nível dos ângulos goníacos. O processo alveolar também aloja a dentição mandibular na sua área dentária, sobrepondo-se ao osso basal do corpo e à sínfise. Funcionalmente, as articulações temporomandibulares permitem os movimentos complexos necessários para falar, mastigar e engolir. Estas articulações bilaterais nos lados proximais da mandíbula são Ginglymoarthrodial, o que significa que permitem movimentos de rotação e translação dentro da fossa glenoide e da eminência articular onde os côndilos mandibulares se juntam à base do crânio.

Estas articulações emparelhadas, que se articulam numa superfície de fibrocartilagem e são suportadas pelos ligamentos capsular, temporomandibular, estilomandibular e esfenomandibular, estão entre as mais complexas do corpo humano. Os músculos do grupo mastigatório são constituídos por temporais emparelhados, masséteres e pterigóides mediais e laterais, que fornecem as forças necessárias para uma mastigação e uma fala corretas. Os músculos extrínsecos da língua e do digástrico, que se ligam à sínfise, desempenham um papel na fala e deglutição eficazes, bem como na manutenção das vias respiratórias.[1]

A mastigação, a fala e a articulação, a deglutição e a harmonia facial dependem da mandíbula. Grandes deformidades na mandíbula, causadas por uma variedade de factores, podem ter um impacto negativo não só nas actividades diárias, mas também no bem-estar psicossocial.

A reconstrução da mandíbula é frequentemente necessária após traumatismo, ressecção de tumores, infeção, osteoradionecrose e deformidades congénitas.

Quando se procede a uma reconstrução mandibular, a restauração da continuidade óssea não deve ser considerada a única medida de sucesso. A mastigação, a deglutição, a articulação da fala e a competência oral devem ser abordadas.

A reconstrução mandibular é um procedimento complexo e exigente que requer um planeamento cuidadoso, conhecimentos cirúrgicos e trabalho de equipa interdisciplinar. A opção reconstrutiva mais eficaz é determinada por uma variedade de critérios, incluindo a idade do doente, o seu estado de saúde, as suas preferências e expectativas, bem como a disponibilidade de locais doadores, implantes e conhecimentos especializados. [3]

O objetivo final da reconstrução mandibular é restaurar o estado anterior de função do paciente, a forma e a estética do maxilar inferior e estabelecer uma base estável para a reabilitação dentária. Para o conseguir, o cirurgião reconstrutivo deve esforçar-se por restaurar a integridade óssea e a forma facial, manter a mobilidade da língua e restaurar a sensibilidade nas áreas desnervadas.

Existem diferentes métodos e materiais para a reconstrução mandibular, dependendo do tamanho, localização e forma do defeito. Algumas das opções mais comuns são:

- As placas são implantes metálicos fixados aos segmentos ósseos remanescentes através de parafusos. Podem dar estabilidade e contorno imediatos, mas são inadequadas para defeitos grandes ou complexos, bem como para a reabilitação dentária. Podem potencialmente resultar em complicações como infeção, exposição ou fratura.
- Os enxertos ósseos autógenos são segmentos ósseos retirados do osso nativo do paciente, como a fíbula, a crista ilíaca, a escápula ou a costela. São frequentemente vascularizados, o que significa que têm o seu próprio fornecimento de sangue e podem ser transferidos para o local do defeito utilizando técnicas microcirúrgicas. Os enxertos ósseos autógenos são considerados o padrão ouro

para a reconstrução mandibular, pois apresentam as melhores caraterísticas biológicas e biomecânicas, além da possibilidade de osseointegração com os implantes dentários.[4]

- Os enxertos ósseos não vascularizados são retirados do osso nativo do paciente, incluindo a crista ilíaca, as costelas e a calvária. São implantados no local do defeito e dependem do fornecimento de sangue circundante para efeitos de cicatrização. Podem aumentar o volume e a resistência óssea, mas são susceptíveis de reabsorção, infeção e não união. São frequentemente utilizados para defeitos pequenos ou simples ou como complemento de placas ou enxertos ósseos vascularizados

- Enxertos ósseos vascularizados: São segmentos ósseos colhidos do osso nativo do paciente, incluindo os vasos sanguíneos associados. São transferidos para o local do defeito através de procedimentos microcirúrgicos e depois reconectados aos vasos receptores. Podem oferecer as melhores caraterísticas biológicas e biomecânicas, bem como a capacidade de osseointegração com implantes dentários. São considerados como o padrão de ouro para a reconstrução mandibular, especialmente para aqueles com defeitos grandes ou complexos. Os locais dadores mais comuns são a fíbula, a escápula, a crista ilíaca e o antebraço radial.[4]

- Os materiais aloplásticos são implantes sintéticos ou metálicos que são moldados e fixados no local do defeito com parafusos ou placas. Podem ser construídos em titânio, aço inoxidável, polietileno ou outros materiais biocompatíveis. Os materiais aloplásticos são frequentemente utilizados para defeitos pequenos ou simples, ou como complemento de enxertos ósseos. Têm as vantagens de serem amplamente acessíveis, facilmente moldáveis e resistentes à infeção e à reabsorção. No entanto, têm alguns inconvenientes, incluindo a fraca integração com os tecidos vizinhos, o risco de exposição ou fratura e a interferência com as modalidades de imagiologia.[5]

- A reconstrução híbrida combina enxertos ósseos autógenos com materiais aloplásticos, como uma gaiola de malha de titânio com lascas de osso ou um retalho de fíbula composto com uma placa metálica. A reconstrução híbrida pode proporcionar as vantagens de ambos os procedimentos, incluindo uma melhor estabilidade, forma e volume da mandíbula reconstruída, bem como uma diminuição da morbilidade no local do dador e do tempo operacional.[5]

REVISÃO DA LITERATURA

1. Bak M, Jacobson AS, Buchbinder D, Urken ML. Reconstrução contemporânea da mandíbula. Oral oncology. 2010 Feb 1;46(2):71-6.

Nos últimos 40 anos, a reconstrução mandibular desenvolveu-se dramaticamente. As primeiras tentativas eram frequentemente desfigurantes e repletas de dificuldades, mas com a introdução da transferência de tecido livre de osso adequadamente vascularizado na década de 1970, os resultados melhoraram significativamente. A colheita, o inset e a anatomose microvascular foram todos aperfeiçoados nos últimos anos, com taxas de sucesso de até 99% relatadas na literatura. A ênfase está agora em maximizar os resultados funcionais e estéticos após a restauração da mandíbula. Este artigo abordará a classificação dos defeitos, os objectivos da reconstrução, os diferentes locais doadores, a reabilitação dentária, os avanços recentes e as dificuldades persistentes. Para restaurar a continuidade e a função da mandíbula após a cirurgia ablativa, a transferência livre de tecidos é melhor utilizada para reconstruir défices mandibulares segmentares. O restabelecimento da oclusão e a otimização da mobilidade da língua são importantes para a função oral pós-operatória. Os problemas persistentes na restauração oro-mandibular incluem a xerostomia, a disfagia, a osteoradionecrose e o trismo, que são causados pelos efeitos do tratamento com radiação no tecido nativo. Estes problemas continuam a afetar os doentes com cancro oral, apesar dos avanços substanciais que permitem um restauro funcional consideravelmente mais completo do que era possível há apenas duas décadas.

2. Lee M, Chin RY, Eslick GD, Sritharan N, Paramaesvaran S. Outcomes of microvascular free flap reconstruction for mandibular osteoradionecrosis: a systematic review. Jornal de Cirurgia Cranio-Maxilo-Facial. 2015 Dec 1;43(10):2026-33.

Em doentes com cancro da cabeça e do pescoço, a osteoradionecrose da mandíbula é uma consequência grave da radioterapia. Muitos casos apresentam-se numa fase tardia, de meses a anos após a conclusão da radioterapia. Quando o tratamento médico falha, pode ser necessária uma cirurgia com uma variedade de retalhos livres adequados para procedimentos de reconstrução microvascular. Realizar uma avaliação abrangente da literatura sobre os resultados da reconstrução da mandíbula com retalho livre na osteoradionecrose mandibular, bem como avaliar as taxas de insucesso dos diferentes tecidos do retalho. As falhas e complicações do retalho foram as medidas de resultado primário, com os problemas da zona dadora a servirem como medida de resultado secundário. Para vários retalhos, os resultados combinados foram analisados. Foram identificados 333 artigos e 15 artigos preencheram os critérios finais de inclusão, detalhando 368 transferências primárias de retalho de tecido livre. A revisão concluiu que a fíbula é o retalho livre mais eficaz para a reconstrução na osteoradionecrose mandibular

3. Paré A, Bossard A, Laure B, Weiss P, Gauthier O, Corre P. Reconstrução de defeitos mandibulares segmentares: Procedimentos actuais e perspectivas. Laryngoscope Investigative Otolaryngology. 2019 Dec;4(6):587-96.

A reconstrução de defeitos mandibulares segmentares continua a ser um desafio para o cirurgião reconstrutivo, tanto a nível funcional como estético

. Esta revisão clínica investiga as muitas abordagens atualmente utilizadas para a reconstrução mandibular em relação a uma variedade de etiologias, incluindo os diversos locais doadores de osso, alternativas aos retalhos livres (FFs) e o papel da cirurgia assistida por computador. São também explorados os avanços recentes e as perspectivas futuras da engenharia de tecido ósseo (BTE). O método do FF ósseo ainda é considerado o padrão de ouro para a reconstrução segmentar da mandíbula. As técnicas de BTE parecem ser alternativas possíveis.

4. Markiewicz MR, Bell RB, Bui TG, Dierks EJ, Ruiz R, Gelesko S, Pirgousis P, Fernandes R. Sobrevivência de retalhos livres microvasculares na reconstrução mandibular: Uma revisão sistemática e meta-análise. Microsurgery. 2015 Oct;35(7):576-87.

Na reconstrução de defeitos pós-ablativos, a transferência de tecido livre é comumente realizada. O objetivo deste estudo foi comparar a sobrevivência dos retalhos livres mais utilizados para a reconstrução mandibular. A sobrevivência combinada dos retalhos livres mais utilizados para a reconstrução mandibular foi comparada através de uma meta-análise que utilizou o odds ratio (OR) de Peto one-step com intervalos de confiança (IC) de 95%.

Os dados foram extraídos de 17 dos 25.303 estudos examinados. Um total de 1.221 pessoas receberam 1.262 retalhos livres. Sessenta e cinco retalhos livres não foram bem sucedidos. A sobrevivência conjunta de todos os retalhos livres utilizados para a reconstrução mandibular foi de 94,8%. Os resultados deste estudo mostram que a restauração da mandíbula com retalho livre é altamente bem sucedida. Não há diferença na sobrevivência do local recetor quando se comparam vários retalhos livres para a reconstrução mandibular, com exceção da melhor sobrevivência do antebraço radial quando comparado com o DCIA.

5. Wang KH, Inman JC, Hayden RE. Conceitos modernos de reconstrução mandibular no cancro oral e orofaríngeo. Current opinion in otolaryngology & head and neck surgery. 2011 Abr 1;19(2):1

Este artigo revê a investigação sobre os avanços na reconstrução oromandibular ao longo de 30 anos de transferência de tecido livre microvascular, que continua a ser o padrão atual de tratamento. O padrão de tratamento continua sendo os retalhos livres osteocutâneos. Entre esses retalhos, o retalho de fíbula emergiu como o favorito indiscutível. Uma grande percentagem da literatura atual diz respeito à evolução da reconstrução com retalho da fíbula. As melhorias na transferência livre de tecidos são atualmente obscuras, principalmente devido à radiação associada. A engenharia de tecidos tem o potencial de ser a próxima inovação, mas ainda não está amplamente disponível.

6. Takushima A, Harii K, Asato H, Momosawa A, Okazaki M, Nakatsuka T. Escolha de retalhos ósseos e osteocutâneos para reconstrução mandibular. International Journal of Clinical Oncology. 2005 Aug;10:234-42.

A transferência de retalho livre microvascular é uma abordagem predominante para a reconstrução mandibular. Existem várias alternativas de retalho livre disponíveis, mas nenhum tipo de retalho ósseo ou osteocutâneo pode resolver todos os defeitos mandibulares. Para selecionar um retalho adequado, de acordo com o tipo específico de defeito ósseo e de tecidos moles, foi desenvolvido um algoritmo para a reconstrução mandibular que classifica os defeitos ósseos como "laterais" ou "anteriores" e os defeitos de tecidos moles como "nenhum", "pele ou mucosa" ou "através de". Ao selecionar um retalho, considere primeiro os defeitos ósseos e depois o defeito dos tecidos moles. O ílio é a melhor opção para defeitos ósseos "laterais" sem tecido mole defeituoso. Quando o defeito ósseo é "lateral" e está presente um pequeno defeito de tecido mole "cutâneo ou mucoso", o perónio representa a escolha ideal. Quando o defeito ósseo é "lateral" e existe um defeito extenso da "pele ou da mucosa" ou dos tecidos moles "através e através", a escápula deve ser selecionada. Quando um defeito ósseo é "anterior", a fíbula deve ser sempre considerada. Nos casos em que um defeito ósseo "anterior" é acompanhado por um defeito de tecidos moles "extenso" ou "através de", o perónio deve ser combinado com outros retalhos de tecidos moles. Dependendo do tamanho do defeito dos tecidos moles, são adequados retalhos como o retalho do antebraço, o retalho anterior da coxa e o retalho musculocutâneo do reto abdominal.

7. Akheel M, Tomar SS, Bhargava A. Retalho de fíbula livre vascularizado para reconstrução de defeitos mandibulares. Jornal de Cirurgia. 2014 Dec;2(6-1):1-5.

O objetivo do estudo é determinar a versatilidade dos retalhos livres vascularizados de fíbula na reconstrução de defeitos mandibulares. Trata-se de um estudo prospetivo, realizado entre março de 2009 e março de 2012, que incluiu dez pacientes, cinco homens e cinco mulheres, com idade entre 20 e 50 anos, submetidos à ressecção da mandíbula por causas diversas e reconstrução do defeito de continuidade com retalho vascularizado de fíbula livre. A mandíbula foi ressecada por ameloblastoma em 4 casos, carcinoma espinocelular em 1 caso, queratocisto odontogênico em 3 casos e fibroma ossificante em 2 casos. Nove pacientes tiveram reconstrução primária com retalho ósseo de fíbula, enquanto um recebeu reconstrução secundária com retalho ósseo-cutâneo. Os resultados mostraram que todos os retalhos sobreviveram, com exceção de um doente que desenvolveu morbilidade da zona dadora. A perfusão do retalho foi observada imediatamente após a anastomose e mantida durante todo o período de acompanhamento de um mínimo de 6 meses. Todos os pacientes foram mantidos em alimentação nasogástrica por 5 dias, passando para alimentação oral e deambulação com assistência na segunda semana. Na quarta semana de pós-operatório, os pacientes já estavam totalmente ambulatoriais. O estudo concluiu que os retalhos livres vascularizados da fíbula são uma opção versátil para a reconstrução de grandes defeitos mandibulares devido à sua boa qualidade óssea, bem como à quantidade e facilidade de manipulação. Restauram a anatomia original da mandíbula e permitem a reabilitação protética com implantes.

8. Dowthwaite SA, Theurer J, Belzile M, Fung K, Franklin J, Nichols A, Yoo J. Comparação de retalhos livres ósseos fibulares e escapulares para reconstrução oromandibular: uma abordagem centrada no paciente para seleção de retalhos. JAMA Otolaryngology-Head & Neck Surgery. 2013 Mar 1;139(3):285-92.

O objetivo do estudo foi revisar a reconstrução óssea da mandíbula comparando os retalhos livres do sistema fibular e subescapular, determinar variáveis específicas da reconstrução e de saúde geral que podem diferir entre esses grupos de pacientes e apresentar nossa abordagem para a reconstrução oromandibular. Foram analisados retrospetivamente 110 pacientes (68 homens, 42 mulheres) submetidos a reconstruções oromandibulares de fase única com transferências de tecido livre entre 1 de maio de 2006 e 30 de maio de 2012. Os resultados medidos foram as diferenças nos dados demográficos dos pacientes, nos aspectos ósseos e de tecidos moles da reconstrução, no tempo operatório, nos resultados do retalho e nas principais complicações pós-operatórias entre os retalhos livres da fíbula, da borda lateral da escápula e da ponta da escápula. Os resultados mostraram que um total de 110 pacientes foi submetido a 113 reconstruções, sendo 58 retalhos livres de fíbula (51,3%) e 55 retalhos do sistema subescapular (48,7%). Dos retalhos livres do sistema subescapular, 27 retalhos (49%) eram retalhos livres da ponta da escápula (STFFs) baseados no ramo da artéria angular do pedículo toracodorsal; os restantes 28 casos eram retalhos da borda lateral da escápula (LSBFs). O estudo concluiu que os FFFs e os retalhos subescapulares são opções complementares para a reconstrução oromandibular. O FFF é ideal para pacientes mais jovens, defeitos alargados, osteotomias múltiplas e requisitos limitados de tecidos moles. Os retalhos livres do sistema subescapular (LSBF e STFF) são excelentes opções para (1) pacientes idosos; (2) aqueles com comorbidades significativas, como doença vascular periférica; e (3) defeitos mandibulares associados a requisitos complexos de tecidos moles.

9. Fujiki M, Miyamoto S, Sakuraba M, Nagamatsu S, Hayashi R. Uma comparação das complicações perioperatórias após a transferência de retalhos fibulares e escapulares para a reconstrução imediata da mandíbula. Journal of Plastic, Reconstructive & Aesthetic Surgery (Jornal de Cirurgia Plástica, Reconstrutiva e Estética). 2013 Mar 1;66(3):372-5.

O objetivo do estudo foi comparar as complicações perioperatórias entre o retalho fibular e o retalho escapular na reconstrução mandibular imediata. Foram recolhidos retrospetivamente dados de 56 pacientes submetidos a reconstrução mandibular imediata com um retalho fibular (38 pacientes) ou um retalho escapular (18 pacientes) após mandibulectomia segmentar de 2005 a 2011. As taxas de complicações perioperatórias no local do recetor e no local do doador foram comparadas entre os grupos. Os resultados indicaram que a taxa geral de complicações no local do recetor não diferiu significativamente entre o grupo da fíbula e o retalho da escápula. No entanto, a taxa de complicações no local do dador foi significativamente mais elevada no grupo da fíbula do que no grupo da escápula. A perda parcial do enxerto de pele no grupo da fíbula ocorreu em 13 de 38 pacientes. Para a reconstrução mandibular imediata, um retalho escapular proporciona resultados a curto prazo equivalentes aos do retalho fibular, mas com menos morbilidade no local do dador. As principais desvantagens do retalho fibular incluem a cicatrização prolongada do local doador e a mobilização tardia dos pacientes.

10. Malloy SM, Dronkers WJ, Firriolo JM, Nuzzi LC, Koudstaal MJ, Padwa BL, Taghinia AH, Labow BI. Resultados após a reconstrução mandibular microvascular em pacientes pediátricos e adultos jovens. Cirurgia Plástica e Reconstrutiva Global Aberta. 2020 Nov;8(11).

A etiologia e o tratamento de defeitos mandibulares complexos em crianças diferem significativamente dos adultos, no entanto, ambos os grupos têm utilizado historicamente retalhos ósseos livres. Embora os resultados e as taxas de complicações em adultos sejam bem conhecidos, existem poucos dados pediátricos, particularmente para indivíduos com défices congénitos. Este estudo relata os resultados precoces e tardios de uma coorte de pacientes jovens, principalmente sindrómicos, submetidos a reconstrução mandibular microvascular. Esta é uma série de casos de pacientes que foram submetidos a reconstrução mandibular microvascular entre 1995 e 2016 e foram analisados retrospetivamente. Os resultados indicaram que treze pacientes receberam transferências de fíbula, incluindo uma transferência de côndilo femoral medial. A maioria dos pacientes (77%) tinha um diagnóstico congénito, e a idade média durante a cirurgia foi de 11,7 ± 5,7 anos. O período de seguimento mediano (IQR) foi de 6,3 (5,7) anos. A taxa de sobrevivência do retalho foi de 100%, embora 86% de todos os pacientes tenham apresentado pelo menos uma complicação. Metade de todos os procedimentos resultaram numa complicação precoce. Nove pacientes (69%) tiveram complicações tardias, sendo a anquilose da articulação mandibular temporal a mais prevalente (n = 5, 38%). Este é um dos poucos estudos que detalha os resultados da reconstrução mandibular por transferência de retalho livre em pacientes pediátricos. Esses indivíduos eram, em sua maioria, sindrômicos, com taxas de complicações significativamente maiores do que em outros estudos adultos e pediátricos. Algumas dificuldades são controláveis ou auto-resolvidas, enquanto outras produzem problemas funcionais que podem exigir intervenções tardias para serem corrigidas. O tratamento microcirúrgico só deve ser utilizado em crianças com defeitos mandibulares significativos e complexos quando as alternativas não estão disponíveis ou foram esgotadas.

11. Hasan Z, Gore SM, Ch'ng S, Ashford B, Clark JR. Opções para configurar o retalho livre escapular na reconstrução maxilar, mandibular e calvarial. Cirurgia Plástica e Reconstrutiva. 2013 Sep 1;132(3):645-55.

Existem numerosos procedimentos de transferência de tecido de retalho livre microvascular disponíveis para a reconstrução de defeitos da cabeça e do pescoço. O retalho livre da escápula é um procedimento versátil que pode ser utilizado para tratar uma vasta gama de defeitos na região complexa. Métodos: Entre 2006 e 2012, uma série de 42 retalhos livres de 41 pacientes foi detectada retrospetivamente na base de dados do autor sénior (Z.H.). O estudo analisou os dados demográficos detalhados dos pacientes, as indicações cirúrgicas, os tipos de retalho, os procedimentos reconstrutivos, as complicações e os resultados protéticos. Os resultados indicaram que uma vasta gama de defeitos foi reconstruída com o retalho livre da escápula. Das 42 reconstruções, 24 eram mandibulares, 13 eram maxilares e cinco eram para reconstrução calvarial. A idade dos pacientes variou de 28 a 82 anos, com uma idade média de 70 anos. A restauração dentária foi obtida em oito pacientes com reconstrução maxilar e em dois pacientes com reconstrução mandibular. Houve onze complicações graves, incluindo duas falhas totais do retalho. Os autores observaram que o retalho livre da escápula é um retalho fiável, durável e versátil que oferece uma gama incomparável de opções reconstrutivas com baixa morbilidade do local doador. Assim, os autores acreditam que o retalho livre de escápula é uma boa opção reconstrutiva para pacientes com defeitos complexos de cabeça e pescoço e em pacientes cuja condição associada contraindica o uso do retalho livre de fíbula.

12. Arcuri F, Innocenti M, Menichini G, Pantani C, Raffaini M. Reconstrução microvascular da mandíbula com

retalho condilar femoral medial para tratamento de não união mandibular. Jornal Internacional de Cirurgia Oral e Maxilofacial. 2022 Feb 1;51(2):175-81.

A não-união mandibular ocorre em 2-9% das fracturas mandibulares tratadas com redução aberta e fixação interna (cirurgia de trauma, casos ortognáticos, osteotomia de acesso oncológico). O côndilo femoral medial (CFM) tem sido reconhecido como um dos locais doadores mais versáteis no tratamento de reconstruções ósseas complexas. Esta é a primeira descrição do CFM como tratamento para a não união mandibular. Foi realizado um estudo retrospetivo de prontuários de todos os pacientes que receberam reconstrução com retalho microvascular de CMF para defeitos ósseos na área da cabeça e pescoço no Careggi Hospital of Florence entre janeiro de 2015 e dezembro de 2018. Foram incluídos pacientes que foram submetidos a CMF para deformidades mandibulares causadas por não união. Sete pacientes com defeitos mandibulares reconstruídos com retalho de CMF foram incluídos neste estudo (dois casos de defeito mandibular segmentar devido a pseudartrose pós-traumática, dois pacientes com fratura mandibular patológica após terapia prolongada com bifosfonato para osteoporose e três pacientes com perda de continuidade mandibular após cirurgias ortognáticas fracassadas). No seguimento de um ano, todos os doentes apresentavam uma oclusão satisfatória. A tomografia computorizada realizada um ano após a cirurgia revelou uma osteointegração completa dos retalhos. O estudo concluiu que, o retalho livre MFC é uma opção atractiva para a reconstrução mandibular. Pequenos defeitos (3-5 cm) em leitos pouco vascularizados são o alvo ideal.

13. Wilkman T, Apajalahti S, Wilkman E, Törnwall J, Lassus P. A comparison of bone resorption over time: an analysis of the free scapular, iliac crest, and fibular microvascular flaps in mandibular reconstruction. Journal of Oral and Maxillofacial Surgery. 2017 Mar 1;75(3):616-21.

O objetivo do estudo foi comparar a reabsorção óssea dos retalhos microvasculares livre da escápula, livre da crista ilíaca e livre da fíbula na reconstrução mandibular ao longo do tempo. Pacientes e métodos: Neste estudo retrospetivo, 186 pacientes consecutivos com retalhos microvasculares livres escapular, fibular ou DCIA ósseo em reconstruções mandibulares foram analisados e acompanhados clinicamente por meio de tomografia computadorizada multi-slice (MSCT) com análise volumétrica do osso. 38 pacientes preencheram os critérios do estudo. Os resultados mostraram que a reabsorção dos retalhos ósseos continuou por vários anos. Após dois anos, a perda de volume foi de 14% para a omoplata, 3% para o DCIA e 1% para a fíbula. A análise de volume 3D da MSCT revelou maior reabsorção do que os estudos de radiografia 2D. Não houve correlação entre o tratamento de radiação pós-operatório, a idade ou o género do doente e a reabsorção óssea. O estudo concluiu que Na reparação mandibular microvascular, a queda de volume ao longo do tempo é maior na escápula e menor na fíbula, com o

DCIA no meio. O declínio de volume tem-se mantido durante vários anos em todos eles. Ao avaliar a redução de volume após a reconstrução óssea, uma análise de volume 3D é mais fiável do que as medidas de altura por largura.

14. Wilkman T, Husso A, Lassus P. Clinical comparison of scapular, fibular, and iliac crest osseal free flaps in maxillofacial reconstructions. Scandinavian Journal of Surgery. 2019 Mar;108(1):76-82.

Este estudo teve como objetivo avaliar os três retalhos compostos mais frequentemente utilizados em reconstruções maxilofaciais no nosso instituto. Entre 2000 e 2012, 163 pacientes com defeitos mandibulares, maxilares e orbitais receberam reconstruções ósseas da escápula, fíbula ou crista ilíaca nos Departamentos de Cirurgia Plástica e Cirurgia Maxilofacial do Hospital Universitário de Helsínquia. Foram revistos os dados demográficos dos doentes, as complicações e os resultados. Os resultados mostraram que foram efectuados 92 retalhos da artéria ilíaca circunflexa profunda (56%), 42 retalhos escapulares (26%) e 29 retalhos fibulares (18%). O grupo da artéria ilíaca circunflexa profunda apresentou a maior taxa de perda de retalho (p = 0,001). As reconstruções utilizando a fíbula foram mais rápidas (p = 0,001) e tiveram a menor perda sanguínea perioperatória (p = 0,013). O número de complicações precoces e tardias não diferiu significativamente entre os retalhos, embora os problemas com a área doadora tenham sido mais graves no retalho da artéria ilíaca circunflexa profunda. Osteotomias e implantes dentários foram realizados com segurança em todos os retalhos, com resultados iguais. A conclusão é que todos os três retalhos desta investigação podem ser realizados, sendo o retalho da artéria ilíaca circunflexa profunda a alternativa menos fiável. Compreender as vantagens e desvantagens das várias alternativas de retalhos sem osso é útil para selecionar o método ideal para cada paciente individual que procura a reconstrução do osso maxilofacial.

15. Kumar BP, Venkatesh V, Kumar KJ, Yadav BY, Mohan SR. Reconstrução mandibular: visão geral. Jornal de cirurgia maxilofacial e oral. 2016 Dec;15:425-41.

O objetivo deste artigo é discutir a história da reconstrução oromandibular, a biomecânica da mandíbula e resumir as opções de reconstrução disponíveis para a mandíbula, incluindo a classificação dos defeitos, os objectivos da reconstrução, os vários locais doadores, as opções reconstrutivas actuais, a reabilitação dentária e os problemas persistentes associados. A reconstrução oromandibular, anteriormente um desafio para o cirurgião reconstrutivo de cabeça e pescoço, é agora fiável e extremamente bem sucedida, com excelentes resultados funcionais e cosméticos a longo prazo, devido aos enxertos ósseos autógenos e às técnicas reconstrutivas actuais. A reconstrução ideal incluiria um arco sólido que se articula com o maxilar superior, restaurando a deglutição, a fala, a mastigação e a estética. Os enxertos ósseos vascularizados autógenos, juntamente com as abordagens microcirúrgicas, melhoraram a reconstrução mandibular na cirurgia do cancro oral. As abordagens actuais na restauração mandibular têm como objetivo restaurar uma mandíbula que funcione de forma óptima, com uma forma e relação maxilo-mandibular adequadas, reduzindo simultaneamente a necessidade de aquisição invasiva de enxertos autógenos. No entanto, a melhor reparação dos defeitos mandibulares continua a ser discutível em termos de alternativas reconstrutivas, como a seleção do local do dador, o tempo de cirurgia e o tipo de reconstrução.

16. Bharadwaj A, Goyal D, Sharma S, Trehan M, Kaur A, Sharma A, Sharma ES. Reconstrução de defeitos mandibulares - uma visão geral. Jornal de Resultados Negativos Farmacêuticos. 2022 Sep 1:11121-30.

A reconstrução mandibular é um procedimento complexo que constitui um desafio substancial para o cirurgião maxilofacial. Nos últimos anos, registaram-se avanços significativos na introdução de novas técnicas para a reconstrução da mandíbula após ressecção devido a uma variedade de causas etiológicas, tais como patologias benignas ou malignas. No entanto, o objetivo principal da reconstrução mandibular tem-se mantido consistente ao longo do tempo: restaurar a forma e a função facial, reparar a continuidade mandibular e reanimar os tecidos moles. Este artigo discute e resume as várias formas de reconstrução de defeitos mandibulares, incluindo as técnicas mais recentes disponíveis e os novos avanços no design com o advento dos implantes específicos do paciente (PSI) através de preparação virtual.

17. Wong RC, Tideman H, Kin L, Merkx MA. Biomecânica da reconstrução mandibular: uma revisão. Revista internacional de cirurgia oral e maxilofacial. 2010 Apr 1;39(4):313-9. https://doi.org/10.1016/j.ijom.2009.11.003 PMid:19944568 7.

O conhecimento da biomecânica da mandíbula ajuda o cirurgião a reconhecer as forças exercidas sobre a mandíbula durante a função, bem como o potencial de deformação. Isto permite a seleção e o posicionamento adequados das placas de osteossíntese para equalizar estas forças. Vários procedimentos têm sido propostos para a reconstrução mandibular, cada um com vantagens e desvantagens. A maioria dos artigos que analisam essas abordagens tem focado nas taxas de sobrevivência e na qualidade dos enxertos, com poucas investigações sobre a biomecânica (distribuição de tensões e resistência) das várias formas de mandíbulas reconstruídas. Este estudo examina a biomecânica da mandíbula e as diferentes técnicas de reconstrução documentadas em pesquisas anteriores

18. Lin PY, Lin KC, Jeng SF (2011) Reconstrução oromandibular: a história, opções e estratégias operatórias e a nossa experiência. ISRN Surg 2011:824251

Os cirurgiões plásticos continuam a enfrentar desafios na reconstrução oromandibular após a ressecção de um tumor benigno, cancro maligno, mandíbula osteomielítica ou osteoradionecrótica. O retalho osteocutâneo da fíbula é atualmente a abordagem mais utilizada para a reconstrução oromandibular devido à sua capacidade de contorno, colocação imediata de implantes dentários e baixa morbilidade da zona dadora. Neste estudo, examinamos a história da reconstrução oromandibular, explicamos as caraterísticas distintivas de diferentes retalhos osteocutâneos, discutimos alternativas cirúrgicas para diferentes retalhos osteocutâneos e apresentamos soluções reconstrutivas para vários locais de defeitos mandibulares. Além disso, fornecemos uma descrição aprofundada das várias modificações na reconstrução oromandibular: (1) o retalho mioósseo para a reparação do defeito segmentar lateral pode reduzir as complicações do local doador; (2) para melhorar a função da comissura oral em doentes com vasos receptores obscuros, modificamos o retalho osteocutâneo da fíbula com o retalho anterolateral da coxa e combinamos o tensor da fáscia lata utilizando um conjunto de vasos receptores para a reconstrução oromandibular composta; (3) para reduzir a probabilidade de infeção do pescoço e melhorar o resultado estético, adicionamos a sola segmentar.

19. Jewer DD, Boyd JB, Manktelow RT, Zuker RM, Rosen IB, Gullane PJ et al (1989) Reconstrução orofacial e mandibular com o retalho livre da crista ilíaca: uma revisão de 60 casos e um novo método de classificação. Plast Reconstr Surg 84:391-405 24.

Para a reconstrução oromandibular, foram utilizadas 60 transferências de tecido livre da crista ilíaca vascularizada, incluindo 46 retalhos osteocutâneos e 14 retalhos ósseos. Quarenta e um pacientes receberam radiação antes da cirurgia e oito falharam em tentativas anteriores de reconstrução. 49 das 60 reconstruções foram realizadas principalmente após cirurgia ablativa para carcinoma escamoso radiorrecorrente. A idade dos participantes variou de 19 a 85 anos e o período de acompanhamento foi de 2 meses a 5 anos. A sobrevivência do retalho foi de 95%. Oitenta e seis por cento dos doentes retomaram as suas actividades prévias. Ocorreram duas mortes perioperatórias e 31 pacientes sobreviveram ao seguimento. Foram reparados defeitos horizontais que variaram de 5 a 16 cm e, em 22 pacientes, tanto o revestimento oral quanto a cobertura de pele foram reconstruídos. Evidência radiográfica de união óssea foi observada em 96% das sinostoses, com união clínica evidente em todos os casos, exceto um. Um paciente foi submetido a reconstruções hemimandibulares bilaterais para primárias sucessivas em sessões cirúrgicas distintas. No geral, os resultados funcionais e estéticos foram excelentes, com as reconstruções apenas ósseas a apresentarem um desempenho excecional. Vários conceitos cirúrgicos surgiram para minimizar o volume e erradicar a necessidade de fixação intermaxilar ou externa após a cirurgia. Um retalho musculocutâneo peitoral suplementar melhorou os resultados em defeitos grandes ou mais laterais. Os resultados cosméticos e funcionais são determinados principalmente por três factores: o âmbito da operação, a magreza do doente e a sua localização na curva de aprendizagem cirúrgica.

20. Maurer P, Eckert AW, Kriwalsky MS, Schubert J (2010) Âmbito e limitações dos métodos de reconstrução mandibular: um acompanhamento a longo prazo. Br J Oral Maxillofac Surg 48:100-104

O tratamento cirúrgico das neoplasias malignas da cavidade oral implica frequentemente a excisão da mandíbula, o que compromete a continuidade e resulta numa perda significativa da função e da estética. O presente estudo procurou avaliar vários procedimentos de reconstrução mandibular em termos de resultados a longo prazo, comorbilidades e factores de risco de insucesso. Durante o período de 10 anos (1995-2005), 102 pacientes (73 homens e 29 mulheres, com idade média de 55 anos, variando de 11 a 83) foram submetidos a uma ressecção de continuidade da mandíbula, conforme descrito por Jewer et al. da seguinte forma: defeito de continuidade lateral (n = 53), defeito de continuidade central/lateral (n = 24), defeito de continuidade lateral/central/lateral (n = 14), defeito de continuidade central (n = 6), defeito de continuidade hemimandibular (n = 4) e defeito de continuidade central/hemimandibular (n = 1). Em 73 indivíduos, foi utilizada uma placa reconstrutiva de titânio para colmatar a lacuna na mandíbula, sendo que quatro necessitaram de uma prótese da articulação temporomandibular. Em 29 pacientes, as mandíbulas foram reconstruídas com enxertos ósseos autólogos livres, fixados com miniplacas. A taxa de sucesso total a um ano foi de 64%, incluindo 66% para os 73 pacientes que tiveram fixação de miniplaca/osso e 63% para os 29 cujos defeitos foram unidos com uma placa de reconstrução. Em 39% dos casos, ocorreram complicações relacionadas com a placa de reconstrução. Os problemas mais prevalentes foram extra-orais (16%), intra-orais (10%), parafusos de osteossíntese soltos (5%), fracturas da placa de reconstrução (5%) e exposição extra/intra-oral (1%). Todas as fracturas foram identificadas pelo menos 6 meses após a cirurgia. Não houve maior risco (p = 0,67) em função do dispositivo de osteossíntese utilizado. A probabilidade de insucesso da placa reconstrutiva foi consideravelmente maior nos homens (p = 0,002) e nos fumadores (p = 0,004), mas não se verificou um risco mais elevado em função da localização anatómica do defeito. A radiação reduziu a taxa de sucesso a um ano de 64% para 45%, embora não substancialmente (p = 0,67). Não se registaram variações significativas entre as abordagens de reconstrução. Muitos pacientes preferem utilizar dispositivos reconstrutivos aloplásticos.

21. Takushima A, Harii K, Asato H, Nakatsuka T, Kimata Y. Reconstrução mandibular com retalhos livres microvasculares: uma análise estatística de 178 casos. Plast Reconstr Surg 2001;108: 1555-1563 6.

Para este trabalho, foram revisados 178 casos consecutivos de reconstrução mandibular utilizando retalhos livres microvasculares no período de 1979 a 1997. O objetivo deste trabalho é comparar as taxas de sucesso dos retalhos, as complicações e os resultados estéticos e funcionais. A idade dos 131 homens e 47 mulheres variou de 13 a 85 anos, com média de 55 anos. Os locais doadores foram as costelas (11 casos), rádio (um caso), ílio (36 casos), escápula (51 casos), fíbula (34 casos) e retalhos de tecidos moles com implantes (45 casos). Entre as complicações, destacam-se a necrose total e parcial do retalho, bem como a formação de fístulas maiores e menores. O ílio e a fíbula apresentaram taxas consideravelmente maiores de necrose total do retalho em relação aos demais materiais ($p < 0,05$). A percentagem total de remoção da placa de implante devido a exposição ou fratura foi de 35,6% (16 de 45 casos). Cada defeito mandibular foi categorizado com base na extensão dos defeitos ósseos e de tecidos moles. A quantidade do defeito ósseo mandibular foi classificada utilizando a abordagem HCL desenvolvida por Jewer et al. A extensão do defeito dos tecidos moles foi dividida em quatro categorias: nenhum, pele, mucosa e através de. De acordo com essas classificações, 115 pacientes foram submetidos a avaliações funcionais e estéticas da deglutição e do cotour, enquanto 110 foram examinados quanto à fala. Para mensurar os resultados pós-operatórios, foram atribuídos pontos a cada exame de deglutição, fala e contorno mandibular. A análise estatística dos pares de grupos com defeitos ósseos não revelou diferenças significativas em nenhuma das categorias. A análise estatística dos grupos com defeitos de tecidos moles mostrou diferenças significativas ($p < 0,05$) na deglutição entre os grupos sem defeito e com defeito de mucosa, bem como entre os grupos sem defeito e com defeito de tecido mole. A fala mostrou uma diferença significativa ($p < 0,05$) entre os grupos sem e com defeito. Foram observadas alterações significativas de contorno ($p < 0,01$) entre os grupos sem e com passagem, bem como entre os grupos com mucosa e com passagem. Os pontos atribuídos a cada função com base no material de reconstrução não indicaram diferença significativa entre os pares de agrupamentos de materiais. Com base neste estudo prospetivo, os autores elaboraram um algoritmo para a reconstrução oromandibular. Quando o defeito ósseo é lateral, o ílio, a fíbula ou a escápula devem ser utilizados como sítio doador, dependendo do tamanho da lesão de partes moles. Quando a deficiência óssea é anterior, a fíbula é sempre a melhor opção. Quando o defeito de tecidos moles é grande ou transversal, juntamente com um defeito ósseo anterior, o perónio deve ser combinado com retalhos de tecidos moles adicionais.

22. Wong CH, Wei FC. Retalho livre microcirúrgico na reconstrução da cabeça e pescoço. Head & neck. 2010 Sep;32(9):1236-45.

Os retalhos livres microcirúrgicos são considerados o estado da arte na reconstrução da cabeça e do pescoço após ressecções de tumores compostos. Os retalhos livres oferecem maior reparação funcional e cosmética, minimizando a morbidade do local doador. Este artigo descreve a nossa abordagem a este procedimento difícil e complicado. A transferência de tecido livre pode ser dividida em quatro fases: (1) avaliação do defeito, (2) preparação dos vasos receptores, (3) seleção e colheita do retalho, e (4) inserção do retalho e anastomoses microcirúrgicas. Os pontos-chave de cada fase são enfatizados. Cada etapa deve ser cuidadosamente seguida, pois é fundamental para o sucesso final do procedimento. Os retalhos anterolateral da coxa, do antebraço radial, da fíbula e do jejuno são os retalhos mais utilizados. São abordadas as dificuldades únicas relativas aos cuidados pós-operatórios e à monitorização dos retalhos livres da cabeça e pescoço. O manejo das complicações, particularmente aquelas que colocam em risco a sobrevivência do retalho, foi minuciosamente revisto.

23. Yadav SK, Shrestha S. Microvascular free flaps in oral and maxillofacial reconstruction following cancer ablation. Jornal do Conselho de Investigação em Saúde do Nepal. 2017 Sep 8;15(2):88-95.

Os retalhos livres microcirúrgicos tornaram-se o método preferido para a reconstrução de defeitos orais e maxilofaciais (OMF) após a ressecção de tumores. Até recentemente, pensava-se que o retalho miocutâneo do músculo peitoral maior (RMCP) era o padrão para a reconstrução oral e maxilofacial. Este ponto de vista está a evoluir rapidamente à medida que a microcirurgia reconstrutiva avança. Anos de avanço na microcirurgia reconstrutiva resultaram num número bastante grande de retalhos excepcionais. Foi investido um esforço tremendo no desenvolvimento de algumas publicações de estudo incrivelmente boas, que ocasionalmente se contradizem umas às outras. Isto resultou na necessidade de clarificação em várias áreas deste campo. Este artigo aborda os retalhos livres microvasculares (MFF) mais prevalentes, que incluem o retalho livre radial do antebraço (RFFF), o retalho anterolateral da coxa (ALT) e o retalho livre da fíbula (FFF), utilizados na reconstrução oral e maxilofacial. Uma vez que podem ser utilizados em praticamente todos os defeitos significativos que encontramos após a cirurgia ablativa na região oral e maxilofacial, podem ser corretamente rotulados como os cavalos de batalha da reconstrução oral e maxilofacial em termos de retalhos livres.

24. Kokosis G, Schmitz R, Powers DB, Erdmann D. Reconstrução mandibular utilizando o enxerto de fíbula vascularizada livre: uma visão geral das diferentes modificações. Arquivos de cirurgia plástica. 2016 Jan;43(01):3-9.

A reconstrução da mandíbula é um tratamento complicado que deve abordar desafios estéticos e funcionais, como a mastigação e a competência oral. Para ultrapassar estes problemas, foram relatados vários procedimentos cirúrgicos, incluindo enxertos ósseos não vascularizados, enxertos ósseos vascularizados e abordagens de engenharia de tecidos. Este artigo aborda muitas melhorias no enxerto de fíbula livre vascularizado, que se tornou a principal alternativa para a reparação mandibular desde a sua apresentação por Hidalgo em

1989. O retalho livre de fíbula pode ser modificado de várias maneiras para atender às necessidades específicas de uma reconstrução. Os retalhos osteocutâneos podem ser colhidos e utilizados para a reconstrução de defeitos compostos. O "duplo barril" da fíbula, por exemplo, pode produzir melhores resultados cosméticos e funcionais, bem como implantes dentários osseointegrados imediatos numa única fase. O planeamento cirúrgico virtual pré-operatório para auxiliar a remodelação neomandibular foi recentemente relatado e pode garantir resultados satisfatórios. Em resumo, o transplante ósseo de fíbula livre é atualmente reconhecido como o "padrão de ouro" para a reconstrução mandibular em casos com anomalias compostas (internas e externas) da cavidade oral, bem como um método de realização de implantes dentários numa única fase.

25. George RK, Krishnamurthy A. Retalhos livres microsufrgicos: Controvérsias na reconstrução maxilofacial. Anais de Cirurgia Maxilofacial. 2013 Jan 1;3(1):72-9.

A microcirurgia reconstrutiva para deformidades orais e maxilofaciais (OMF) representa uma especialidade, com apenas algumas instalações a realizá-la regularmente. Até há pouco tempo, pensava-se que o retalho miocutâneo do músculo peitoral maior (RMCP) era a referência para a reconstrução das OMF. Este ponto de vista está a evoluir rapidamente com o avanço da microcirurgia reconstrutiva. Devido aos avanços em equipamentos e ao desenvolvimento de procedimentos mais finos para a coleta de retalhos, podemos concluir com segurança que a microcirurgia amadureceu. Melhores habilidades, microscópios e microferramentas nos permitem realizar coisas que antes eram impensáveis. A supramicrocirurgia e os retalhos ultrafinos demonstram isso. Anos de avanço na microcirurgia reconstrutiva resultaram num número bastante elevado de retalhos realmente extraordinários. Foi investido um esforço tremendo no desenvolvimento de algumas publicações de estudo incrivelmente boas, que ocasionalmente se contradizem umas às outras. Isto resultou na necessidade de clarificação em várias áreas desta disciplina. Este artigo irá discutir várias questões em microcirurgia reconstrutiva e examinar alguns dos retalhos livres microvasculares (MFF) mais frequentemente utilizados na reconstrução do FMO. Procura-se reforçar a ideia de que três retalhos - o retalho livre radial do antebraço (RFFF), o retalho ântero-lateral da coxa (ALT) e o da fíbula - são os mais expeditos no arsenal do cirurgião, pois conseguem dar resposta a praticamente todas as anomalias de grandes dimensões com que nos deparamos após cirurgia ablativa na região do FMO. Assim, eles podem ser apropriadamente intitulados como os cavalos de batalha da reconstrução do FMO no que diz respeito aos retalhos livres.

26. Kim BC, Kim SM, Nam W, Cha IH, Kim HJ. Reconstrução mandibular com retalhos livres ósseos vascularizados: uma revisão da literatura. Jornal do Pacífico Asiático de Prevenção do Cancro. 2012;13(2):553-8.

O artigo a seguir discute algumas das formas mais freqüentemente empregadas de retalhos livres ósseos vascularizados na reconstrução maxilofacial, que ainda é considerada o padrão ouro de restauração. Também exploramos conceitos emergentes na reconstrução maxilofacial. A maioria das pesquisas verifica padrões conhecidos de reconstrução usando retalhos livres ósseos vascularizados. Esta abordagem de transferência de tecido livre também é aplicável em situações de osteoradionecrose ou osteonecrose da mandíbula relacionada com bifosfonatos. Estes retalhos são também apropriados para a reparação de próteses com implantes dentários osseointegrados. Os retalhos livres ósseos vascularizados continuam a ser o padrão de terapia. Estão atualmente a ser desenvolvidas melhorias ao método de transferência de tecido livre utilizando retalhos livres ósseos vascularizados, tais como osteogénese de distração, engenharia de tecidos e técnicas de imagiologia, mas estas tecnologias podem conduzir a melhores resultados para a reconstrução maxilofacial num futuro próximo.

27. Steel BJ, Cope MR. Uma breve história dos retalhos livres vascularizados na região oral e maxilofacial. Jornal de Cirurgia Oral e Maxilofacial. 2015 Apr 1;73(4):786-e1.

Os retalhos livres vascularizados são atualmente o padrão de ouro para a reconstrução de defeitos após a excisão de cancro na cirurgia oral e maxilofacial, entre outras especialidades, e têm uma história fascinante e surpreendentemente extensa.

Examinámos a história da utilização de retalhos livres na cirurgia oral e maxilofacial e demonstrámos o seu significado no contexto mais alargado do avanço cirúrgico. É apresentada uma visão geral da restauração dos tecidos moles e do osso antes da cirurgia com retalho livre, bem como o desenvolvimento da anastomose vascular e da microcirurgia, que são duas das bases fundamentais da cirurgia com retalho livre. É registado o desenvolvimento dos retalhos livres desde 1959 até ao início da década de 1970. A história de 19 dos retalhos livres mais frequentemente utilizados em cirurgia oral e maxilofacial é detalhada, começando com o retalho jejunal em 1959 e terminando com o retalho da artéria tibial posterior em 1985. A origem de cada item e a primeira utilização registada na cabeça e no pescoço são abordadas. A cirurgia com retalhos livres evoluiu com a introdução de retalhos perfurantes e quiméricos, e novos retalhos continuam a ser relatados. A nossa revisão deve ajudar os cirurgiões a compreender as origens dos procedimentos que utilizam atualmente.

28. Urken ML, Buchbinder D, Costantino PD, Sinha U, Okay D, Lawson W, Biller HF. Reconstrução oromandibular com retalhos compostos microvasculares: relato de 210 casos. Arch Otolaryngol Head Neck Surg. 1998 Jan;124(1):46-55. doi: 10.1001/archotol. 124. 1.46. PMID: 9440780.

Avaliar a experiência de um único cirurgião microvascular que realizou 210 retalhos livres contendo osso vascularizado para reconstrução oromandibular durante um período de 11 anos. Estudo retrospetivo de registos médicos de pacientes submetidos a reconstrução oromandibular primária e secundária com retalhos livres de osso vascularizado. Um total de 201 indivíduos foram submetidos a 210 reconstruções mandibulares com retalho livre composto, realizadas para uma variedade de doenças e defeitos ósseos e de tecidos moles. Todos os pacientes tiveram transferência microvascular de retalhos ósseos vascularizados do ílio, fíbula ou escápula. Em certos casos, foram transplantados dois retalhos livres em simultâneo para obter a melhor reparação óssea e de tecidos moles. Os implantes dentários endósteos foram utilizados em 81 indivíduos, com um total de 360 dispositivos colocados ao longo de 11 anos. As principais medidas de resultado são o sucesso da transferência microvascular de tecido livre, a extrusão do implante dentário e as complicações a curto e longo prazo nos locais do recetor e do dador. Das 210 reconstruções mandibulares efectuadas, 202 restabeleceram com sucesso a continuidade mandibular. A reexploração por problemas vasculares foi efectuada em 16 pacientes, 8 dos quais foram tratados com sucesso, para uma taxa de sucesso global de 96%. A taxa de sucesso total dos implantes dentários endósseos foi de 92%. Quando o osso no qual os acessórios foram inseridos foi irradiado após a cirurgia, a taxa de sucesso do implante aumentou para 86%. A taxa de sucesso foi de 64% em 14 fixações inseridas em osso previamente irradiado. Esta série demonstra claramente a eficácia da utilização de retalhos vascularizados sem osso para restaurar a continuidade da mandíbula. Verificou-se uma taxa aceitável de complicações no local doador e recetor, resultando numa morbilidade mínima a longo prazo. A seleção cuidadosa do(s) local(is) doador(es) para a reconstrução oromandibular permite a reparação mais eficaz das anomalias ósseas e dos tecidos moles. Os implantes dentários são uma opção segura e eficaz para a reconstrução oromandibular. A colocação destes implantes durante a cirurgia inicial reduz o tempo necessário para a reabilitação dentária e melhora o sucesso do implante quando é administrada radiação pós-operatória.

29. Govoni FA, Felici N, Ornelli M, Marcelli VA, Migliano E, Pesucci BA, Pistilli R. Mandíbula total e reconstrução bilateral da ATM combinando um implante de mandíbula personalizado com um retalho fibular livre: um relato de caso e revisão da literatura. Maxillofac Plast Reconstr Surg. 2023 Jan 23;45(1):6. doi: 10.1186/s40902-023-00374-w. PMID: 36689098; PMCID: PMC9871153.

A necessidade de reconstrução completa do osso mandibular e de substituição bilateral da articulação é relativamente invulgar, mas é um problema particularmente difícil na cirurgia maxilofacial devido às suas consequências funcionais. O avanço da tecnologia CAD-CAM expandiu o planeamento cirúrgico de reconstruções maxilofaciais complicadas em termos de precisão, previsibilidade e benefícios estéticos funcionais. Uma revisão da literatura mostrou apenas onze publicações científicas de mandibulectomia total, incluindo os côndilos, datadas de 1980. A maioria dos trabalhos representa reconstruções causadas por desordens displásicas ou inflamatórias do maxilar inferior. O objetivo deste trabalho, que relata um caso raro de displasia fibrosa extensa de toda a mandíbula, é partilhar a nossa experiência no tratamento da reconstrução alargada da mandíbula e da articulação bilateral, utilizando implantes de titânio poroso específicos para cada paciente. Os autores relatam um paciente do sexo masculino de 20 anos de idade com displasia fibrosa óssea extensa da mandíbula. O corpo da mandíbula, bem como os ramos e os processos condilares, tinham sido todos afectados, resultando numa deficiência funcional substancial, perda de dentes e deformação facial. Após terapias cirúrgicas conservadoras ineficazes, o jovem paciente necessitou de uma substituição mandibular biarticular. Os autores, em conjunto com engenheiros médicos, utilizaram o software de planeamento cirúrgico virtual (VSP) para conceber um implante mandibular original de titânio poroso feito à medida, suspenso de uma articulação temporomandibular artificial bilateral. O corpo do implante mandibular de titânio foi especificamente desenvolvido para suportar os tecidos moles e simular um enxerto ósseo fibular livre na área alveolar para a reabilitação protética com implantes dentários tardios. Os aspectos cirúrgicos e técnicos, bem como os novos desenvolvimentos nas reconstruções mandibulares utilizando implantes de titânio poroso, são apresentados e discutidos após a avaliação da literatura relevante. Os resultados funcionais e estéticos da restauração foram satisfatórios, sem problemas graves. O paciente encontra-se atualmente no 18º mês de acompanhamento clínico e radiológico e terminou recentemente o programa de restauração funcional com uma prótese dentária de arcada completa suportada por implantes.

30. Ma H, Van Dessel J, Shujaat S, Bila M, Gu Y, Sun Y, Politis C, Jacobs R. Resultados funcionais a longo prazo do retalho vascularizado fibular e ilíaco para reconstrução mandibular: Uma revisão sistemática e meta-análise. Jornal de Cirurgia Plástica, Reconstrutiva e Estética. 2021 Feb 1;74(2):247-58.

Até à data, existe uma escassez de informação sobre a avaliação a longo prazo dos resultados funcionais do local recetor após a reconstrução mandibular com enxerto ósseo vascularizado. O objetivo desta revisão sistemática e meta-análise foi avaliar os resultados funcionais a longo prazo no local recetor em pacientes com cancro oral que necessitaram de reconstrução mandibular utilizando um retalho fibular vascularizado (VFF) ou um retalho ilíaco vascularizado (VIF). Foi realizada uma ampla pesquisa eletrónica nas bases de dados PubMed, Web of Science, Cochrane e Embase para encontrar publicações publicadas antes de abril de 2020. Todas as publicações foram avaliadas duas vezes para elegibilidade de acordo com os critérios Preferred Reporting of Systematic Reviews and Meta-Analyses and Meta-analysis of Observational Studies in Epidemiology. O risco de viés foi avaliado utilizando a ferramenta MINORS. Foi efectuada uma meta-análise das variáveis de resultados funcionais para estimar taxas de incidência únicas. Esta meta-análise incluiu 257 pacientes com um tempo médio de seguimento de 38,6 ± 19,5 meses. A reconstrução VFF foi efectuada em 174 pacientes, enquanto a reconstrução VIF foi efectuada em 83. Os pacientes que fizeram a reconstrução VIF tiveram melhores resultados funcionais em termos de mastigação, deglutição, nutrição e fala. A fala teve a maior pontuação de todas as medidas funcionais, enquanto a mastigação teve a menor taxa de recuperação em relação à reconstrução com ambos os retalhos. Não houve diferença significativa nos resultados funcionais entre os dois retalhos. A investigação atual sugere que o VIF melhora os resultados funcionais a longo prazo no local do recetor. No entanto, dado o grau significativo de variabilidade de dados na investigação existente, devem ser efectuados novos estudos de comparação padronizados a longo prazo.

DISCUSSÃO

Mandíbula, o osso em forma de U que forma a base óssea da parte inferior da face e é extremamente importante para a estética facial.[9] Também serve de fixação para a língua e os músculos do pavimento da boca. As funções da mandíbula incluem a mastigação, a deglutição, a permeabilidade das vias respiratórias e a fala, que necessitam de unidades complexas de tecido. Para além disso, a mandíbula é única para suportar a dentição.

Os defeitos mandibulares podem desenvolver-se a partir de uma variedade de fontes, incluindo perda de dentes, doença periodontal, traumatismo, tumores e doenças osteodegenerativas, para mencionar algumas. O sucesso da reconstrução mandibular é regido pela restauração da forma e da função. [6]

As estratégias reconstrutivas abrangentes requerem a restauração das dimensões faciais, incluindo largura, altura e projeção. Para alcançar resultados funcionais e estéticos óptimos, os cirurgiões reconstrutivos devem ser capazes de substituir os contrafortes esqueléticos, restaurar o envelope de tecido mole externo/interno, eliminar fístulas e fornecer uma base para a reabilitação dentária. [4,8]

O desenho geométrico do bordo inferior da mandíbula define o contorno estético do terço inferior do rosto. Este contraforte horizontal ou plano mandibular define um parâmetro cefalométrico de tecidos moles formado por uma linha que liga o menton ao gonion. A substituição do segmento dentoalveolar permite a colocação ideal de implantes endósteos e a eventual reabilitação com uma prótese implanto-óssea ao nível do plano oclusal. [7]

Objectivos da Reconstrução

Idealmente, uma tentativa de reconstrução da mandíbula teria de reconstruir anatomicamente a altura e a forma da parte em falta, fornecer uma plataforma para a reabilitação dentária pós-reconstrução, gerir as forças que actuam sobre a mandíbula em funcionamento normal, suportar um limiar de fratura semelhante ao da mandíbula intacta, permitir uma função mastigatória precoce ou imediata, restaurar o músculo de suporte e o invólucro de tecidos moles, permitir uma sensação normal nos lábios e na língua, ser simples, flexível e rentável e ser capaz de suportar cargas repetidas. [10]

O padrão de ouro de substituir o semelhante pelo semelhante também necessita frequentemente da utilização de tecidos compósitos. Tendo em consideração todas as variáveis, o princípio da reconstrução para defeitos intra-orais de tecidos duros deve estabelecer a continuidade, restaurar a perda de tecidos moles, estabelecer a altura, largura e forma alveolares, melhorar os contornos faciais e restaurar as funções - reabilitação dentária, mastigação, deglutição, fala e competência oral.[11]

Os objectivos e os critérios para uma reconstrução mandibular bem sucedida são [12]

1. Estabelecer a continuidade
2. Estabelecer a altura alveolar
3. Estabelecer a forma do arco
4. Estabelecer a largura do arco
5. Manter a continuidade óssea
6. Melhorar o contorno facial.

Opções de reconstrução actuais

O tratamento cirúrgico de várias condições que ocorrem na mandíbula requer a ressecção da patologia com uma boa margem. Após a ressecção, o defeito pode limitar-se apenas ao tecido duro ou pode afetar tanto o tecido duro como o tecido mole, o que obriga a uma reconstrução não só para substituir o componente estrutural em falta, mas também para restaurar a função e a estética associadas.[11] Esta restauração da forma e da função torna-se cada vez mais difícil à medida que os tecidos ressecados se tornam maiores e complexos por natureza.

A escada de reconstrução que se segue é uma lista de opções, desde os métodos mais simples aos mais complexos atualmente disponíveis:

1. Cicatrização por segunda intenção e/ou encerramento primário
2. Enxerto de pele
3. Substitutos de enxertos cutâneos
4. Placa de reconstrução
5. Enxertos ósseos autógenos - Vascularizados e - Não vascularizados
6. Substitutos de enxertos ósseos
7. Retalhos regionais e retalhos distantes, por exemplo, retalho miocutâneo do músculo peitoral maior, retalho do músculo latissimus dorsi, etc.

8. Retalhos livres vascularizados, por exemplo, retalho da fíbula, retalho da escápula, retalho do osso radial, retalho do osso metatarsiano, etc.

9. Avanços recentes, por exemplo, osteogénese de distração do disco de transporte, endoprótese modular, próteses personalizadas impressas em 3D, engenharia de tecidos, tecnologia de células estaminais, etc.

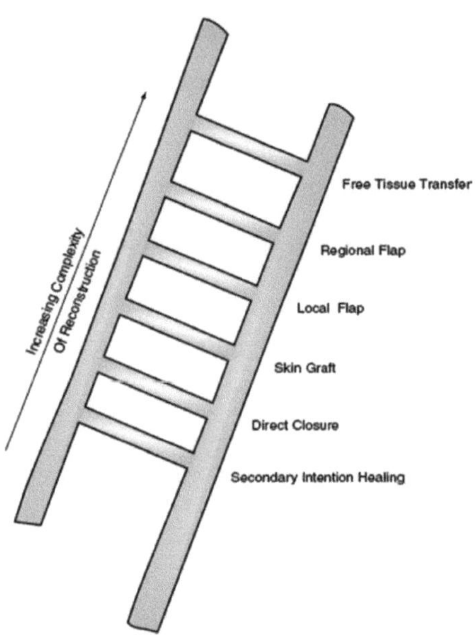

Fig. 1 A Escada Reconstrutiva

COMPARAÇÃO DOS RETALHOS LIVRES MICROVASCULARES COM OUTRAS OPÇÕES DE RECONSTRUÇÃO

As placas de reconstrução proporcionam resultados funcionais adequados nas dificuldades segmentares laterais, evitando o desvio lateral da mandíbula. No entanto, o risco de fratura, afrouxamento subsequente ou exposição (50%-80%) torna esta restauração apenas adequada para pacientes frágeis ou desdentados, com baixa força mastigatória e sem projeto de reabilitação dentária (implante ou prótese).[21-23] Em pacientes pediátricos, é necessário avaliar a possibilidade de desenvolvimento futuro da mandíbula. As placas reconstrutivas bloqueadas de titânio podem impedir o desenvolvimento mandibular ao longo do tempo, resultando em assimetria facial e problemas de oclusão à medida que o paciente cresce.

A abordagem da osteogénese de distração (DO) pode permitir a reconstrução de defeitos segmentares graves essencialmente defeitos em linha reta, como se vê nos defeitos do corpo mandibular, mas pode ser um método moroso e, além disso, pode ser preferível um distractor externo a um dispositivo interno para defeitos maiores, o que pode resultar em cicatrizes faciais. [24,25 26] Além disso, não pode ser utilizado se o periósteo tiver sido removido ou se o doente tiver sido exposto a radiação. [24,26,27]

Os substitutos ósseos aloplásticos podem ser naturais ou sintéticos, tais como o colagénio, o ácido poliláctico (PLA), o ácido poliglicólico (PGA) e o poli (ácido lático-co-glicólico) (PLGA), que oferecem elevada osteocondução, biocompatibilidade e propriedades mecânicas a um preço acessível. No entanto, a possibilidade de uma reação inflamatória devido à bioresorção prolongada, a fraca bioatividade e a baixa resistência mecânica são as principais desvantagens destas estruturas, restringindo seriamente a sua adequação à restauração mandibular e à aplicação clínica.[28] Não é recomendado para indivíduos com um defeito bilateral significativo, má circulação sanguínea regional, idade avançada, fraca capacidade de regeneração óssea ou que tenham recebido uma dose completa de irradiação.

A reconstrução com enxerto ósseo autólogo não vascularizado pode ser um tratamento eficaz para pequenos defeitos segmentares ou marginais, particularmente os causados por trauma ou doença benigna.[29,30] As elevadas taxas de insucesso devem-se à falta de fluxo sanguíneo para o osso enxertado, a uma cobertura inadequada da mucosa, a um leito cicatricial, a uma infeção, a uma fístula ou ao stress do enxerto. [31,32]

Os retalhos livres vascularizados tornaram-se o padrão de ouro na reconstrução oromandibular. Estas reconstruções bem vascularizadas são capazes de resistir à infeção face à contaminação oral, permitem a reconstrução simultânea de tecidos duros e moles e possibilitam uma rápida reabilitação dentária utilizando implantes endósseos. A sua taxa de sucesso total foi registada como sendo superior a 95%.[33]

As técnicas de engenharia de tecidos para a reconstrução mandibular têm como objetivo reduzir a morbilidade do local doador, o tempo de operação e a complexidade. Um transplante de osso não vascularizado, como um perónio cadavérico, é semeado com BMP para induzir a osteogénese. Este método reconstrói com sucesso defeitos de até 12 cm. [34,35,36] As BMP não devem ser utilizadas em condições malignas, uma vez que se demonstrou que estimulam o desenvolvimento de tumores in vitro. [37] Embora as células estaminais se tenham mostrado promissoras em modelos animais, os estudos em humanos ainda estão em curso. [38]

Considerações sobre a seleção de uma reconstrução

1. Tipo de defeito e abordagem à reconstrução

Os defeitos mandibulares podem geralmente ser considerados pela sua localização e extensão e podem ser divididos em defeitos que envolvem a mandíbula anterior, a mandíbula lateral e o ramo/condilo. Jewer et al.[13] utilizaram um sistema de classificação concebido para refletir a complexidade da reconstrução. A classificação de Jewer fornece uma ajuda na classificação de defeitos mandibulares e reflecte a complexidade do problema reconstrutivo. Os defeitos centrais que incluem ambos os caninos são designados "C", e os segmentos laterais que excluem o côndilo são designados "L". Quando o côndilo é ressecado juntamente com a mandíbula lateral, o defeito é designado por "H", ou hemi mandibular. Oito permutações destas letras maiúsculas - C, L, H, LC, HC, LCL, HCL e HH - são encontradas para defeitos mandibulares. O significado disto é que um defeito lateral pode ser reconstruído com um segmento reto de osso, enquanto um defeito central exigiria osteotomias. A classificação foi modificada para incluir também uma descrição dos tecidos moles, com "t" a representar um defeito significativo da língua, "m" um defeito da mucosa e "s" um defeito externo da pele. Boyd et al.[14] melhorou este sistema de classificação, tendo em conta a componente mucosa e/ou de tecidos moles do defeito. Acrescentou caracteres minúsculos o, m e s para especificar se o defeito era apenas ósseo, envolvia mucosa e/ou pele externa, respetivamente.

Os defeitos mandibulares anteriores (C) constituem normalmente uma indicação absoluta para a reconstrução com osso vascularizado. Devido às múltiplas osteotomias necessárias para contornar o osso, a fíbula deve ser considerada a primeira escolha para a reconstrução de defeitos anteriores ou grandes.[15,16] Outras modalidades de reconstrução resultaram em maus resultados.

Alguns centros reconstroem os defeitos laterais (L) com osso vascularizado,[16,17] enquanto outros preferem utilizar retalhos de tecidos moles com ou sem placas para a reconstrução.

Os enxertos ósseos não vascularizados (NBGs), como os da crista ilíaca, são outra opção para a reconstrução de pequenos defeitos mandibulares laterais puros.[18]

Retalhos de tecidos moles isolados, como o anterolateral da coxa (ALT), grácil, reto e grande dorsal, têm sido usados com sucesso na reconstrução de defeitos póstero-laterais,[19,20] com resultados não estatisticamente diferentes daqueles obtidos com o retalho ósseo vascularizado. Entretanto, a oclusão pós-operatória foi melhor em um estudo quando o osso vascularizado foi comparado com retalhos de tecido mole para reconstrução de defeitos mandibulares posteriores.[20]

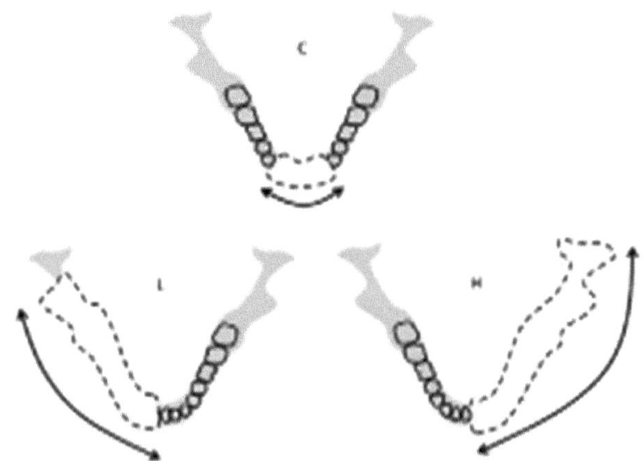

Fig. 2. Classificação HCL para defeitos mandibulares

2. Dimensão do defeito:

Historicamente, tem sido demonstrado que o risco de insucesso dos enxertos não vascularizados aumenta com o aumento do tempo de extensão dos defeitos mandibulares segmentares, especialmente em doentes com doença maligna, história de radiação na cabeça e no pescoço ou em doentes que necessitam de radioterapia adjuvante após a ressecção do tumor. [39]

3. Patologia:

Os retalhos vascularizados são mais adequados para patologias malignas, em comparação com os retalhos não vascularizados, devido aos tempos de cicatrização prolongados, à menor fiabilidade e ao risco de insucesso com a exposição à radiação destes últimos. Sempre que o envelope de tecido mole é inadequado para fechar primariamente o local do defeito, mesmo em patologias benignas, a fiabilidade do enxerto ósseo não vascularizado pode ser significativamente comprometida. Além disso, os retalhos vascularizados têm a vantagem adicional de aumentar o envelope de tecido mole circundante simultaneamente, ajudando na preservação da fala, mastigação, abertura da boca e estética facial.[39,40]

4. Necessidades de tecidos moles:

Os retalhos não vascularizados levam a uma distorção ou contratura significativa da envolvente de tecido mole circundante, dificultando o encerramento primário. Nestes cenários, os retalhos vascularizados são a reconstrução de eleição, que visa o encerramento ótimo sem sacrificar os resultados funcionais e cosméticos.[39,40]

5. Potencial de exposição a radiações:

A exposição à radiação, seja ela pré-existente ou pós-operatória, leva à redução da vascularização, aumento da fibrose, aumento das hipóteses de deiscência da ferida e comprometimento da cicatrização; reduzindo assim a fiabilidade dos retalhos não vascularizados. Por conseguinte, a única opção que resta são os retalhos vascularizados.[40]

RETALHOS LIVRES MICROVASCULARES

Nas últimas duas décadas, a melhoria das técnicas microcirúrgicas e os avanços tecnológicos levaram à substituição constante dos enxertos não vascularizados (NVG) por retalhos ósseos vascularizados livres (VBF) para a reconstrução de defeitos ósseos mandibulares de tamanho crítico com cobertura de tecidos moles. Os retalhos ósseos vascularizados (VBF) oferecem uma maior taxa de sucesso de união óssea, ao mesmo tempo que o resultado cosmético e funcional é superior ao dos enxertos não vascularizados (NVG). [41] Para a reconstrução mandibular, os locais doadores potenciais mais comuns de VBF incluem a escápula, a fíbula, a crista ilíaca e o antebraço radial. [42] Os VBFs da fíbula e da crista ilíaca são mais amplamente aceites como padrão para a reconstrução de defeitos mandibulares. No entanto, cada PVB tem certas vantagens e limitações, com a taxa de sucesso dependente do local do defeito, do tamanho do defeito, da morbilidade do local do dador, da sobrevivência do retalho, da qualidade de vida e dos resultados estéticos e funcionais a longo prazo.

Retalho livre da fíbula

O Dr. Ian Taylor, um cirurgião australiano, descreveu pela primeira vez o perónio como retalho livre em 1975, e o Dr. Fu-Chan Wei demonstrou a fiabilidade da ilha de pele em 1986. Em 1989, o Dr. David A. Hidalgo publicou a primeira série de casos em que foi utilizado um retalho livre do perónio para a reconstrução mandibular.

Razões para utilizar o retalho livre fibular como primeira linha para a reconstrução mandibular

Idealmente, o local doador mais adequado para a reconstrução mandibular deve fornecer

1. Osso denso que proporciona uma plataforma estável para suportar a reabilitaçao dentária osseointegrada
2. Comprimento e diâmetro do pedículo suficientes para satisfazer os requisitos específicos da microcirurgia da cabeça e do pescoço
3. Fornecer comprimento ósseo suficiente para tolerar osteotomias múltiplas para corresponder às necessidades de conformação da mandíbula
4. Fornecer múltiplos componentes de tecidos moles fiáveis para a reconstrução de defeitos complexos intra-orais e/ou extra-orais
5. Morbilidade mínima da zona dadora

6. Possibilidade de abordagem por duas equipas

Desde a sua descrição por Taylor[43] , foram propostas várias modificações e aplicações do retalho livre da fíbula. O retalho livre da fíbula foi o retalho mais utilizado e teve a maior taxa de osteotomias, reflectindo a sua utilização em ressecções mais extensas.[44] O retalho livre de fíbula possui maior comprimento de osso vascularizado, permitindo a retirada de até 26 cm de osso. O pedículo para o retalho livre de fíbula é a artéria peroneal, um ramo do tronco tíbio-peroneal. A artéria peroneal cursa com veias comitantes emparelhadas ao longo de toda a distância da fíbula; ao longo do seu aspeto medial. Para os defeitos dos tecidos moles, a dimensão média da pá de pele com base nas perfurantes septocutâneas localizadas no terço distal da perna é de 6 × 12 cm, enquanto a dimensão máxima é de 14 × 0,32 cm.[45] incluindo o músculo sóleo ou o músculo flexor longo do hálux pode proporcionar um volume adicional e incluir perfurantes musculocutâneas, reduzindo assim o risco potencial de falha da pá de pele. O terço proximal da perna é vascularizado por perfurantes do músculo sóleo. Um local menos comum para a colheita da pá de pele está localizado no aspeto dorsal do pé, vascularizado por uma perfurante supramaleolar lateral que pode ser incluída na porção distal do retalho.[46] Assim, este enxerto fornece tecido conveniente para a reconstrução simultânea de defeitos ósseos e de tecidos moles dentro e fora da cavidade oral, trazendo tecido viável para um campo maioritariamente irradiado e contaminado, com a menor taxa de complicações entre os retalhos osteocutâneos.[47]

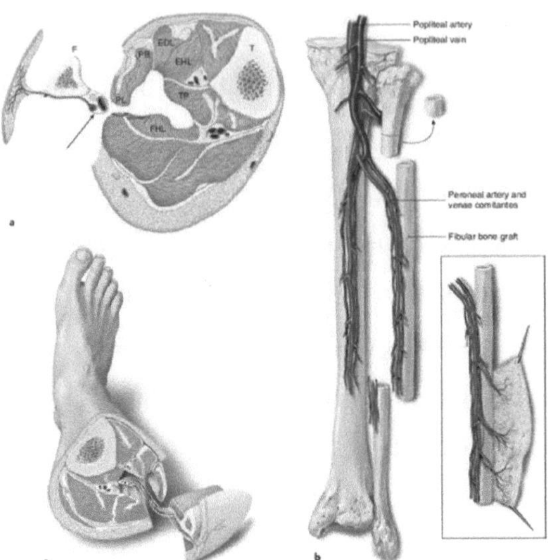

Fig. 3 Anatomia do retalho livre da fíbula

Indicações

- O retalho livre osteocutâneo da fíbula é um retalho altamente fiável e versátil, especialmente para a reconstrução mandibular.
- Proporciona até 26 cm de osso e permite a colocação de implantes ósseointegrados.
- A reconstrução de defeitos no pavimento da boca pode ser facilmente efectuada através da incorporação de uma pala de pele.

- Reconstrução de defeitos oromaxilares após excisão de tumores: - Mandíbula e palato duro.

Vantagens

- Fácil de colher.
- O osso longo permite a colocação de implantes.
- Grande diâmetro e localização fiável dos recipientes.
- Pode ser efectuada uma reconstrução numa só fase.
- Não é necessário alterar a posição do doente no intra-operatório.
- É possível uma abordagem em duas equipas.
- A fíbula tem segmentos ósseos com 26 cm de comprimento, o que permite múltiplas osteotomias para contornar a neomandíbula.

Desvantagens

- Contraindicado quando o doente tem um historial de doença vascular periférica nas extremidades inferiores.
- A rotação da pá da pele em relação ao osso é nitidamente limitada.
- O tamanho da pá de pele é limitado.
- A pá de pele peluda e não mucosa é colocada intra-oralmente.

- A doença venosa nas extremidades inferiores é uma contraindicação para a colheita de retalhos.
- Cicatrização quando é necessário um enxerto de pele

Dupla barrela do retalho da fíbula

A discrepância de altura entre a mandíbula nativa e a fíbula transplantada pode ser uma desvantagem desta abordagem, especialmente no segmento anterior, o que complica significativamente a reconstrução protética da mandíbula. A altura média da mandíbula nativa, incluindo a dentição, é geralmente superior a 3-4 cm. A altura média da fíbula é geralmente de 10-12 mm, o que representa um dilema reconstrutivo, uma vez que esta altura é inadequada para permitir a colocação de implantes dentários que possam ser restaurados num ambiente funcional. O 'double-barreling' da fíbula, uma técnica que envolve osteotomias e dobras sobre o enxerto de fíbula para criar suportes iguais, preservando o suprimento de sangue em todo o enxerto, foi recomendado pela primeira vez por Horiuchi et al. [48] em 1995. Um retalho de fíbula de duplo barril corresponde convenientemente à altura da mandíbula de 3-4 cm, levando a melhores resultados estéticos e funcionais e permitindo um procedimento numa única fase com implante dentário osseointegrado imediato [49,50]. Os dados publicados mais recentemente demonstraram um aumento da complexidade e da frequência de complicações com a técnica de distração vertical em comparação com os enxertos de fíbula de duplo feixe e, por conseguinte, recomendam a utilização de enxertos de fíbula de duplo feixe para implantes dentários osseointegrados. [51] Foi registada uma sobrevivência de 98% do retalho e bons resultados estéticos e funcionais.[52]

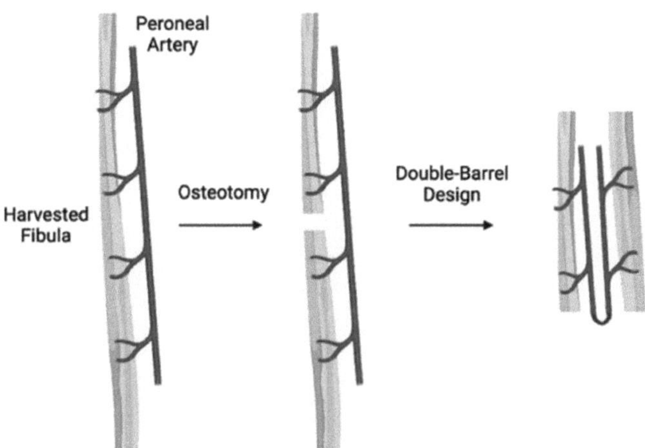

Fig. 4 Desenho de duplo cano do retalho livre da fíbula

Retalho livre da crista ilíaca

O retalho livre vascularizado da crista ilíaca foi descrito pela primeira vez por Taylor et al. em 1979 e tem sido amplamente utilizado para a reconstrução de defeitos compostos da cabeça e do pescoço.[53]

Considerações anatómicas

A crista ilíaca é uma grande peça de osso corticocancelo curvo, medindo 6 a 16 cm de comprimento. Tem uma curvatura natural que complementa a curva da mandíbula lateral, e por vezes anterior, e pode ser colocada em conformidade para preencher defeitos. [54] O retalho baseia-se na artéria ilíaca circunflexa profunda (AICD), que nasce da face lateral da artéria ilíaca externa, e pode ser colhido com a pele sobrejacente, fornecida através de perfurantes cutâneas.[56]

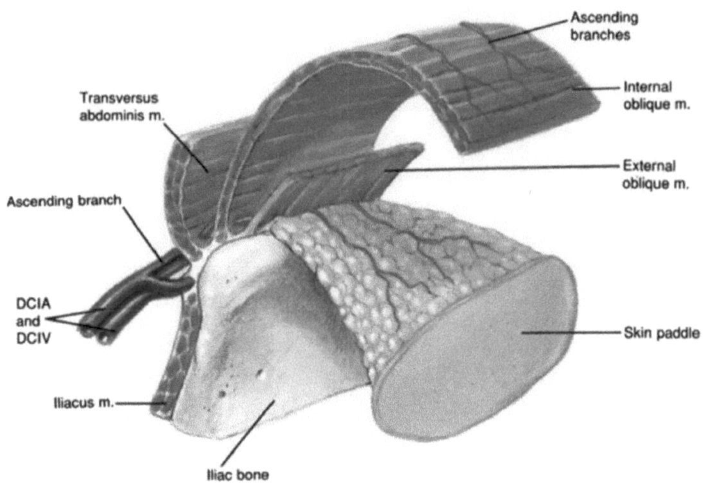

Fig. 5 O Fla livre de Illiac baseado em DCIA

Indicações

- Defeitos segmentares
- Defeitos limitados dos tecidos moles;
- Colocação de implantes dentários
- Defeito maxilar elevado (Classe II-III-IV da classificação de Brown)
- reconstrução de defeitos palatais

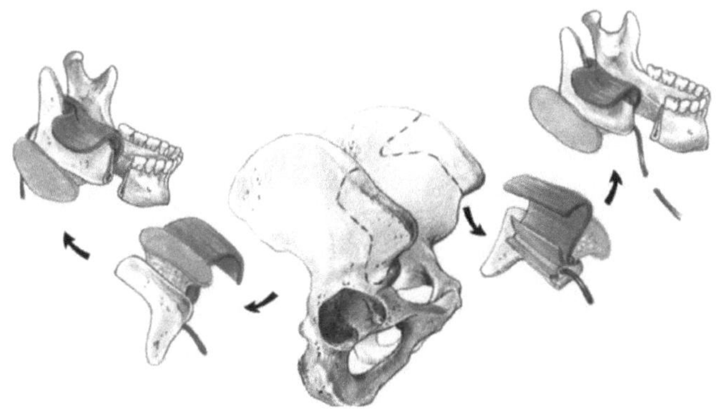

Fig. 6 Orientação do retalho livre ilíaco para a reconstrução do defeito mandibular

Vantagens

- Altura do osso;
- Forma semelhante da maxila e da mandíbula posterior nativas;
- Possibilidade de colheita de retalhos compostos (músculo oblíquo interno);
- As anomalias vasculares são extremamente raras;
- Possibilidade de trabalhar com duas equipas;
- Boa qualidade do osso para efetuar a reabilitação dentária com implantes osseointegrados
- O retalho permite a cobertura de tecidos moles com a reconstrução de quase todos os defeitos mandibulares, exceto os defeitos que atravessam o mento.

Desvantagens

- Morbilidade da zona doadora (dor crónica, hérnias ventrais, parestesia femoral lateral persistente, perturbações da marcha, impotência sexual);
- Pedículo curto (8-10 cm) de comprimento [55]
- Navios de pequeno calibre.

Retalho escapular

O retalho escapular foi originalmente descrito por Saijo em 1978[57] , com a sua primeira utilização clínica (apenas como retalho ósseo) por Gilbert em 1979[58] e Lucinda dos Santos no Brasil em 1980.[59] Teot et al utilizaram um retalho osteocutâneo incorporando osso da escápula lateral em 1981.[61] O retalho parascapular, com uma pá de pele orientada longitudinalmente, alimentada pelo ramo terminal vertical da circunflexa escapular, foi descrito por Nassif em 1982. [62]

Considerações sobre a anatomia

A artéria subescapular ramifica-se na artéria escapular circunflexa e na artéria toracodorsal. No espaço triangular delimitado pela cabeça longa do tríceps lateralmente, pelo músculo redondo menor superiormente e pelo músculo redondo maior inferiormente, a artéria escapular circunflexa ramifica-se na artéria escapular circunflexa superficial, que se divide subsequentemente no ramo horizontal dominante e, em segundo lugar, no ramo vertical. O ramo horizontal corre superiormente e perpendicularmente ao músculo grande dorsal, fornecendo a pele do retalho da escápula, enquanto o ramo vertical corre ao longo do bordo lateral do músculo grande dorsal caudalmente, fornecendo a pele que constitui o retalho parascapular. Um ramo importante da artéria toracodorsal é o ramo angular, que supre a ponta da escápula. [60]

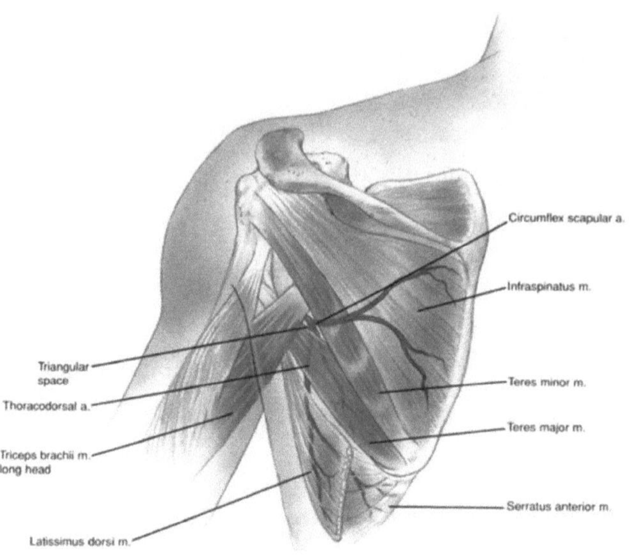

Fig. 7 A anatomia muscular do sistema subescapular de retalhos.

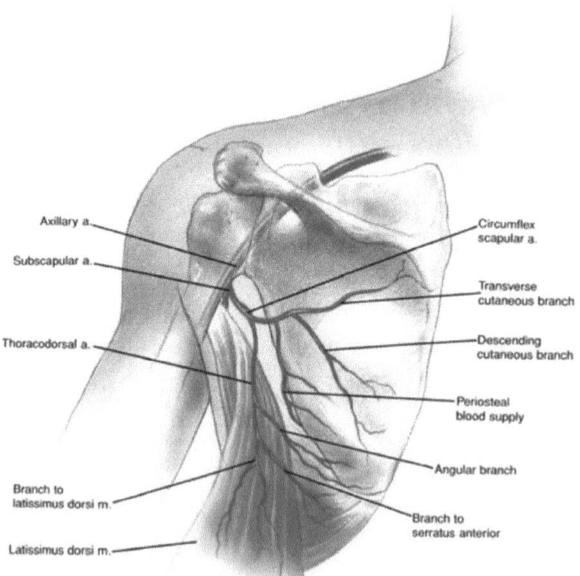

Fig. 8 A irrigação sanguínea do osso da escápula

O calibre da artéria circunflexa da escápula varia de 2,5 a 3,5 mm, com a veia acompanhante medindo 2,5 a 4,0 mm. O comprimento do pedículo vascular pode medir de 4 a 8 cm. O osso colhido varia de 10 a 14 cm de comprimento e 2 a 3 cm de largura. A espessura do osso varia de alguns milímetros na ponta da escápula até aproximadamente 3 cm ao longo da borda lateral próxima à fossa glenoide. As dimensões da ilha de pele podem ser grandes e podem variar até 20 cm de comprimento e 16 cm de largura.

O retalho da escápula pode ser um retalho ósseo, um retalho cutâneo, um retalho composto ou um retalho quimérico, incluindo qualquer combinação de ramos do sistema vascular subescapular. Os componentes dos retalhos quiméricos incluem: segmento da escápula lateral (artéria escapular circunflexa), ponta da escápula (artéria angular), músculo latissimus dorsi com ou sem pá de pele (artéria toracodorsal), ilhas de pele escapular (artéria escapular circunflexa superficial). [63]

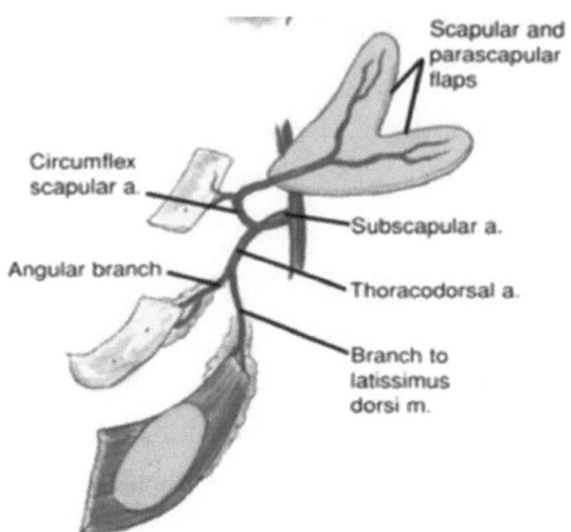

Fig. 9 Os múltiplos componentes diferentes de tecidos moles e ósseos que podem ser colhidos no sistema subescapular (retalhos "quiméricos")

O retalho livre escapular/parascapular é um retalho perfurante muito fiável e pode ser colhido como um retalho livre fasciocutâneo ou osteomiocutâneo.

- Defeitos dos tecidos moles na zona da cabeça e do pescoço.
- Um segmento de até 11 cm da escápula lateral pode ser retirado para uma reconstrução oromandibular complexa.
- A ponta da escápula é colhida para defeitos maxilares.
- Para defeitos complexos, a ponta da escápula pode ser colhida juntamente com o músculo grande dorsal.

Vantagens

- Um retalho muito fiável com um bom comprimento e um grande diâmetro de vaso.
- Grande área de superfície com pele fina e sem pêlos e capacidade para tolerar múltiplas osteotomias, bem como a grande quantidade de tecido mole que pode ser colhido
- A ilha de pele pode ser orientada para o defeito conforme necessário.
- A capacidade de colher um retalho composto único, composto por osso, componentes musculares e várias ilhas de pele
- O osso colhido e a pá de pele podem ser rodados independentemente um do outro.
- Excelente combinação de cores com a pele do rosto.
- Não há incapacidade permanente do ombro.
- Os vasos raramente são escleróticos em doentes com diabetes ou arteriosclerose.

Desvantagens

- A posição do doente tem de ser alterada no intra-operatório para a colheita do retalho.
- Não é possível uma abordagem de duas equipas.
- Prolongamento da anestesia.
- Após a colheita do grande retalho, a zona doadora tem de ser fechada com um enxerto de pele.

- As abas não são sensíveis.

Versatilidade do retalho livre microvascular

Akihiko Takushima et al[64] desenvolveram um algoritmo para auxiliar a seleção de retalhos na reconstrução mandibular com base no defeito ósseo e nos tecidos moles:

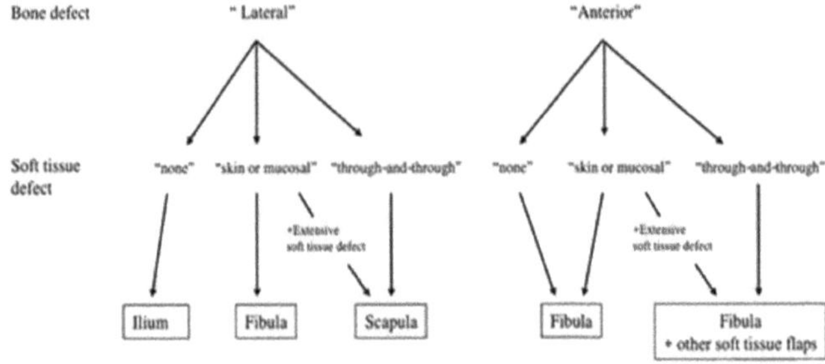

Fig. 10. Algoritmo para reconstrução mandibular com retalhos livres ósseos

Nos doentes que apresentam um defeito mandibular "lateral" sem defeito dos tecidos moles sobrejacentes, o ílio é a melhor escolha. Uma das vantagens do ílio é a grande quantidade de osso com capacidade de pronta osseointegração. Um segmento de ílio é facilmente aplicado em defeitos segmentares laterais da mandíbula, porque a forma já se assemelha à da hemimandíbula.

Em pacientes com um defeito mandibular "lateral" e um defeito de tecido mole "cutâneo ou mucoso", a fíbula é a melhor escolha. No entanto, é frequentemente necessário um retalho de tecido mole livre adicional, como um retalho do antebraço, para um revestimento intra-oral fiável, se a falta de fiabilidade vascular do retalho cutâneo do perónio se tornar evidente após a elevação.

Nos doentes que apresentam um defeito mandibular "lateral" e um defeito extenso na "pele ou mucosa" ou nos tecidos moles "através de", a escápula é a melhor escolha. No caso da escápula, é possível efetuar pelo menos uma osteotomia sem desvascularização. É possível obter boas vedações tanto na mucosa oral como na pele facial utilizando pás de pele separadas da escápula sem deixar um espaço morto. Além disso, a ligeira curvatura da escápula assemelha-se à da mandíbula lateral e leva a uma superioridade na reconstrução lateral

Em pacientes que apresentam um defeito mandibular "anterior", o uso da fíbula é sempre a melhor escolha, pois o osso pode ser osteotomizado em três segmentos para corresponder ao contorno da mandíbula em forma de ferradura sem destruir a vascularização dos segmentos. Um retalho de tecido mole combinado com a fíbula é frequentemente necessário quando a vascularização do retalho cutâneo da fíbula é instável ou quando o defeito do tecido mole é extenso ou transversal. O retalho do antebraço, o retalho anterior da coxa ou o retalho musculocutâneo do reto abdominal devem ser selecionados como retalho de tecidos moles, dependendo do tamanho do defeito dos tecidos moles.

Comparação entre o retalho livre da fíbula e o DCIA

Apenas o retalho livre DCIA tem um volume de stock ósseo superior ao do retalho livre da fíbula e demonstra uma qualidade óssea consistente para a colocação de implantes dentários osseointegrados. Apesar de algumas vantagens do DCIA, o local doador tem uma morbilidade mais elevada e apresenta dificuldades técnicas relativamente à colheita e às anastomoses microvasculares difíceis devido ao menor comprimento do pedículo e ao diâmetro do vaso. Além disso, a palheta de pele do retalho livre de fíbula também foi considerada mais fiável do que a do AICD.[65] sem uma palheta de pele fiável, uma excelente indicação para o AICD na reconstrução mandibular pode ser defeitos segmentares sem um componente de tecido mole, tipicamente após a ressecção de lesões benignas e num paciente jovem com maior necessidade de volume ósseo e reabilitação dentária. Isto é especialmente verdade em pacientes magros que, esteticamente, não poderiam ter um retalho livre de fíbula colocado mais alto do que o bordo basilar mandibular nativo para reabilitação dentária, criando uma aparência de asa de cavalo no terço inferior da face. A técnica de duplo barril do retalho livre de fíbula pode ser uma resposta para este cenário específico, permitindo a reconstrução do rebordo basilar e alveolar da mandíbula nativa sem aumentar a morbilidade. [66]

Comparação entre o retalho livre da fíbula e o retalho livre da escápula

O sistema subescapular fornece stock ósseo suficiente para defeitos mandibulares segmentares curtos. O osso pode ser colhido a partir do bordo lateral da ponta da escápula com base na artéria circunflexa ou como ponta da escápula com base no ramo angular da artéria toracodorasal. A abundância de tecidos moles e a versatilidade do sistema subescapular são incomparáveis com outros locais dadores. [67]

Uma vez que o sistema subescapular raramente é afetado por doença vascular, é normalmente o local dador de eleição nos casos em que a colheita do retalho livre do perónio não é possível, como é o caso da anatomia anormal da perna ou da evidência de insuficiência vascular. É também a primeira escolha se houver necessidade de tecidos moles extensos associados a defeitos ósseos curtos. As desvantagens incluem uma menor qualidade e quantidade de osso do que o retalho livre de fíbula ou o DCIA. Classicamente, o sistema subescapular não é a primeira escolha, especialmente em casos de defeitos maiores ou de necessidade de reabilitação dentária.

CONCLUSÃO

A reconstrução mandibular é um procedimento complexo e exigente que requer um planeamento cuidadoso, conhecimentos cirúrgicos e trabalho de equipa interdisciplinar. Há uma infinidade de opções de reconstrução à escolha, entre as quais os retalhos microvasculares são a opção mais avançada que desafia a maioria das desvantagens apresentadas pelas outras opções, como a exposição de hardware e infeção com placas de reconstrução metálicas, cobertura inadequada de tecidos moles por enxertos e retalhos locais, necrose de retalhos com retalhos não vascularizados, para citar alguns. A anastomose microvascular é uma bênção para a geração atual e para os futuros cirurgiões, uma vez que podemos reconstruir qualquer parte perdida com a ajuda de ossos e tecidos moles colhidos em locais muito distantes, sem causar quaisquer contraturas cutâneas, e restabelecer também o fornecimento de sangue original. Os defeitos mandibulares, que vão desde um simples defeito segmentar alveolar até uma hemi-mandíbula com o côndilo envolvido, que surgem devido a múltiplas causas como infeção, ressecção, traumatismo, ablação, etc., podem ser reconstruídos com a ajuda de retalhos simples como o da fíbula, da escápula, do ilíaco ou do antebraço radial. Os retalhos microvasculares são uma ferramenta versátil para o cirurgião reconstrutivo na reconstrução de praticamente todos os defeitos mandibulares.

BIBLIOGRAFIA

1. Fernandes RP, Yetzer JG. Reconstrução de defeitos oromandibulares adquiridos. Oral Maxillofac Surg Clin North Am. 2013 maio;25(2):241-9. doi: 10.1016/j.coms.2013.02.003. PMID: 23642671.

2. Fattahi T. Surgical anatomy of the mandibular region for reconstructive purposes. Atlas Oral Maxillofac Surg Clin North Am. 2006 Sep;14(2):137-42. doi: 10.1016/j.cxom.2006.05.002. PMID: 16959600.

3. Kim HJ. The Mandible: Um Atlas de Anatomia Osteológica e Radiológica. Anat Cell Biol. 2022 Mar 31;55(1):1-2. doi: 10.5115/acb.22.0316. PMID: 35354671; PMCID: PMC8968226.

4. Kumar BP, Venkatesh V, Kumar KJ, Yadav BY, Mohan SR. Reconstrução mandibular: visão geral. Jornal de cirurgia maxilofacial e oral. 2016 Dec;15:425-41.

5. Khattak, Y.R., Baig, M.A., Din, S.Z.U. *et al.* Autógeno, aloplástico ou híbrido para a reconstrução mandibular total; existe um caminho ótimo? *Oral Maxillofac Surg* (2024). https://doi.org/10.1007/s10006-024-01224-3

6. Pilipchuk SP, Plonka AB, Monje A, Taut AD, Lanis A, Kang B, Giannobile WV. Engenharia de tecidos para regeneração óssea e osseointegração na

cavidade oral. Dental Materials. 2015 Apr 1;31(4):317-38.

7. Elsalanty ME, Genecov DG. Enxertos ósseos em cirurgia craniofacial. Craniomaxillofacial trauma & reconstruction. 2009 Oct;2(3-4):125-34.

8. Bharadwaj A, Goyal D, Sharma S, Trehan M, Kaur A, Sharma A, Sharma ES. Reconstrução de defeitos mandibulares - uma visão geral. Jornal de Resultados Negativos Farmacêuticos. 2022 Sep 1:11121-30.

9. McCarthy CM, Cordeiro PG. Reconstrução microvascular de defeitos oncológicos do terço médio da face. Plastic and reconstructive surgery. 2010 Dec 1; 126(6):1947-59. https://doi.org/10.1097/PRS.0b013e3181f446f1 PMid:20697315

10. Wong RC, Tideman H, Kin L, Merkx MA. Biomecânica da reconstrução mandibular: uma revisão. Revista internacional de cirurgia oral e maxilofacial. 2010 Apr 1;39(4):313-9. https://doi.org/10.1016/j.ijom.2009.11.003 PMid:19944568 7.

11. Pai D, Wodeyar A, Raja P, Nishad M, Martis E, Kumar K. Evolução dos procedimentos de reconstrução de defeitos mandibulares: From Older Principles to Newer Techniques and Technology (Dos princípios mais antigos às técnicas e tecnologias mais recentes). Ata

Scientific Dental Sciences. 2019 May;3(5): 08-18. https://doi.org/10.31080/ASDS.2019.03.0635

12. Lin PY, Lin KC, Jeng SF (2011) Reconstrução oromandibular: a história, opções e estratégias operatórias e a nossa experiência. ISRN Surg 2011:824251

13. Jewer DD, Boyd JB, Manktelow RT, Zuker RM, Rosen IB, Gullane PJ et al (1989) Reconstrução orofacial e mandibular com o retalho livre da crista ilíaca: uma revisão de 60 casos e um novo método de classificação. Plast Reconstr Surg 84:391-405 24.

14. Maurer P, Eckert AW, Kriwalsky MS, Schubert J (2010) Âmbito e limitações dos métodos de reconstrução mandibular: um acompanhamento a longo prazo. Br J Oral Maxillofac Surg 48:100-104

15. Takushima A, Harii K, Asato H, Nakatsuka T, Kimata Y. Reconstrução mandibular com retalhos livres microvasculares: uma análise estatística de 178 casos. Plast Reconstr Surg 2001;108: 1555-1563 6.

16. Cordeiro PG, Disa JJ, Hidalgo DA, Hu QY. Reconstrução da mandíbula com retalhos livres ósseos: uma experiência de 10 anos com 150 pacientes consecutivos. Plast Reconstr Surg 1999;104: 1314-1320 7.

17. Anthony JP, Foster RD, Kaplan MJ, Singer MI, Pogrel MA. Reconstrução com retalho livre fibular do

"verdadeiro" defeito mandibular lateral. Ann Plast Surg 1997;38:137-146

18. van Gemert JT, van Es RJ, Van Cann EM, Koole R. Enxertos ósseos não vascularizados para a reconstrução segmentar da mandíbula - uma reavaliação. J Oral Maxillofac Surg 2009;67: 1446-1452

19. Mosahebi A, Chaudhry A, McCarthy CM, et al. Reconstrução de defeitos mandibulares póstero-laterais extensos em compósito utilizando transferência de tecido livre não ósseo. Plast Reconstr Surg 2009; 124:1571-1577

20. Hanasono MM, Zevallos JP, Skoracki RJ, Yu P. Uma análise prospetiva da reconstrução óssea versus reconstrução de tecidos moles para defeitos mandibulares posteriores. Plast Reconstr Surg 2010; 125:1413-1421

21. Blackwell KE, Buchbinder D, Urken ML. Reconstrução lateral da mandíbula utilizando retalhos livres de tecido mole e placas. Arch Otolaryngol Head Neck Surg. 1996;122(6):672-678. https://doi.org/10.1001/archotol. 1996.01890180078018.

22. Chepeha DB, Teknos TN, Fung K, et al. Defeito oromandibular lateral: quando é que é adequado utilizar uma placa de reconstrução em ponte combinada com um retalho revascularizado de tecidos moles? Head Neck. 2008;30(6): 709-717. https://doi.org/10.1002/hed.20776.

23.. Wei F-C, Celik N, Yang W-G, Chen I-H, Chang Y-M, Chen H-C. Complicações após reconstrução com placa e retalho livre de tecido mole em defeitos mandibulares compostos e reconstrução secundária de resgate com retalho osteocutâneo. Plast Reconstr Surg. 2003;112(1):37-42. https://doi.org/10.1097/01.PRS.0000065911.00623.BD.

24. 42. Labbé D, Nicolas J, Kaluzinski E, et al. Ferimentos de bala: reconstrução da face inferior por distração osteogénica. Plast Reconstr Surg. 2005;116(6):1596-1603.

25. Zwetyenga N, Siberchicot F, Emparanza A. Reconstrução de grandes defeitos mandibulares e dos tecidos moles circundantes utilizando distração com transporte ósseo. Int J Oral Maxillofac Surg. 2012;41(10):1215-1222. https://doi.org/10.1016/j.ijom.2012.03.020.

26. Benateau H, Chatellier A, Caillot A, Labbe D, Veyssiere A. Planeamento assistido por computador da osteogénese de distração para a reconstrução da face inferior em traumatismos por arma de fogo. J Craniomaxillofac Surg. 2016;44(10): 1583-1591. https://doi.org/10.1016/j.jcms.2016.07.021.

27. Labbé D, Nicolas J, Kaluzinski E, et al. Ferimentos por arma de fogo: dois casos de reconstrução do terço médio da face por distração

osteogénica. J Plast Reconstr Aesthetic Surg. 2009;62(9):1174-1180. https://doi.org/10.1016/j.bjps.2007. 05.020.

28. Konopnicki S, Troulis MJ. Engenharia de tecidos mandibulares: passado, presente e futuro. J Oral Maxillofac Surg. 2015;73(12):S136-S146. https:// doi.org/10.1016/j.joms.2015.05.037

29. Pogrel MA, Podlesh S, Anthony JP, et al. Uma comparação de enxertos ósseos vascularizados e não vascularizados para a reconstrução de defeitos de continuidade mandibular. J Oral Maxillofac Surg 1997; 55:1200.

30. Anthony JP, Foster RD, Pogrel MA. O enxerto ósseo de fíbula livre para salvar reconstruções mandibulares falhadas. J Oral Maxillofac Surg 1997;55:1417.

31. Adamo AK, Szal RL (1979) Tempo, resultados e complicações da cirurgia reconstrutiva mandibular: relato de 32 casos. J Oral Surg 37:755-763

32. Hamaker RC (1981) Irradiação de enxertos mandibulares autógenos em reconstruções primárias. Laringoscópio 91:1031-1051

33. Urken ML, Buchbinder D, Costantino PD, et al. Reconstrução oromandibular utilizando retalhos compostos microvasculares. Arch Otolaryngol Head Neck Surg 1998;124:46-55.

34. Desai SC, Sclaroff A, Nussenbaum B. Utilização da proteína morfogenética óssea humana recombinante

2 para a reconstrução da mandíbula. JAMA Facial Plast Surg 2013;15(3):204-9.

35. Schlieve T, Hull W, Miloro M, Kolokythas A. A reconstrução imediata da mandíbula com enxerto ósseo não vascularizado após a ressecção de patologia benigna é uma opção de tratamento viável? J Oral Maxillofac Surg 2015;73(3):541-9.

36. Melville JC, Nassari NN, Hanna IA, Shum JW, Wong ME, Young S. Enxerto ósseo alogénico transoral imediato para grandes defeitos mandibulares. menos morbilidade, mais osso. um paradigma na reconstrução mandibular de tumores benignos? J Oral Maxillofac Surg 2017;75(4):828-38.

37. Kokorina NA, Lewis Jr JS, Zakharkin SO, Krebsbach PH, Nussenbaum B. RhBMP-2 tem efeitos adversos em linhas celulares de carcinoma oral humano in vivo. Laryngoscope 2012;122(1):95–102.

38. Streckbein P, Jäckel S, Malik CY, Obert M, Kähling C, Wilbrand JF, et al. Reconstrução de defeitos mandibulares de tamanho crítico em ratos imunoincompetentes com células estromais derivadas de gordura humana. J Craniomaxillofac Surg 2013;41(6):496-503.

39. Ettinger KS, Arce K, Bunnell AM, Nedrud SM. Reconstrução mandibular: Quando enxertar, quando retalhar e quando dizer não. Atlas Oral Maxillofac Surg Clin North Am. 2023 Sep; 31 (2): 91-104. doi: 10.1016 /

j.cxom.2023.03.002. Epub 2023 maio 12. PMID: 37500204

40. Vu DD, Schmidt BL. Avaliação da qualidade de vida dos pacientes que recebem reconstrução com enxerto ósseo vascularizado versus não vascularizado de defeitos mandibulares segmentares. J Oral Maxillofac Surg. 2008 Sep;66(9):1856-63. doi: 10.1016/j.joms.2008.04.021. PMID: 18718392..

41. Foster RD, Anthony JP, Sharma A, Pogrel MA. Retalhos ósseos vascularizados versus enxertos ósseos não vascularizados para reconstrução mandibular: uma análise dos resultados da união óssea primária e do sucesso do implante endósseo. Head Neck 1999: 21: 66-71.

42. Benlidayı ME, Gaggl A, Buerger H, et al. Comparação de retalhos de fémur osteoperiosteal vascularizados e enxertos de fémur não vascularizados para a reconstrução de defeitos mandibulares: um estudo experimental. Journal of oral maxillofacial surgery 2009: 67: 1174-83.

43. Taylor G.I., Miller G.D.H., Ham F.J.: O enxerto ósseo vascularizado livre. Uma extensão clínica das técnicas microvasculares. Plast Reconstr Surg 1975; 55: pp. 533-544.

44. Rogers S.N., Lakshmiah S.R., Narayan B., et. al: A comparison of the long term morbidity following deep circumflex iliac and fibula free flaps forreconstruction

following head and neck cancer. Plast Reconstr Surg 2003; 112: pp. 1517-1527.

45. Wei F.C., Mardini S.: Flaps and reconstructive surgery.2009.Saunderspp. 439-455.

46. Infante-Cossio P., Sicilia-Castro D., Garcia-Perla A., et. al.: Retalho livre de fíbula perfurante da artéria supramaleolar lateral quimérica na reconstrução de defeitos compostos de cabeça e pescoço. Plast Reconstr Surg 2014; 134: pp. 329e-331e.

47. Hayden RE, Mullin DP, Patel AK. Reconstrução do defeito mandibular segmentar: estado atual da arte. Curr Opin Otolaryngol Head Neck Surg 2012;20:231-6.

48. Horiuchi K, Hattori A, Inada I, et al. Reconstrução mandibular utilizando o enxerto fibular de duplo barril. Microsurgery 1995; 16:450-4.

49. Chang YM, Tsai CY, Wei FC. Retalho osteoseptocutâneo da fíbula de duplo barril e implantes dentários imediatos numa só fase para a reconstrução funcional e estética de defeitos mandibulares segmentares Kokosis G et al. Review of mandibular reconstruction 8 mandibular defects. Plast Reconstr Surg 2008;122:143-5.

50. He Y, Zhang ZY, Zhu HG, et al. Retalho livre vascularizado de fíbula de duplo barril com reabilitação dentária para reconstrução mandibular. J Oral Maxillofac Surg 2011;69:2663-9.

51. Chang YM, Wallace CG, Hsu YM, et al. Resultado de implantes dentários osseointegrados em retalhos livres osteoseptocutâneos de fíbula de duplo barril e distraídos verticalmente para reconstrução de defeitos mandibulares segmentares. Plast Reconstr Surg 2014;134:1033-43.

52. Shen Y, Guo XH, Sun J, et al. Enxerto de fíbula vascularizado de duplo barril na reconstrução mandibular: uma experiência de 10 anos com um algoritmo. J Plast Reconstr Aesthet Surg 2013;66: 364-71.

53. Taylor GI, Townsend P, Corlett R. Superioridade dos vasos ilíacos circunflexos profundos como fonte de abastecimento para retalhos livres da virilha. Plast Reconstr Surg 1979;64:595-604.

54. van Gemert JT, van Es RJ, Rosenberg AJ, et al. Retalhos vascularizados livres para reconstrução da mandíbula: complicações, sucesso e reabilitação dentária. J Oral Maxillofac Surg 2012;70:1692-8.

55. Kheradmand AA, Garajei A, Kiafar M, et al. Avaliação da variabilidade anatómica dos vasos ilíacos circunflexos profundos na colheita do retalho sem crista ilíaca para a reconstrução mandibular. J Craniofac Surg 2016;27:e320-3.

56. Bianchi B, Ferri A, Ferrari S, et al. Retalho livre da crista ilíaca para reconstrução maxilar. J Oral Maxillofac Surg 2010;68:2706-13.

57. Saijo M. Os territórios vasculares do tronco dorsal: uma reavaliação dos potenciais locais dadores de retalho. Br J Plast Surg. 1978;31:200-4

58. Gilbert A. Enxertos ósseos vascularizados livres. Int Surg 1979;66:27

59. Dos Santos LF. Retalho escapular: Um novo retahlo livre microcirurgia. Bras Cir 1980:70;133

60. dos Santos LF. A anatomia vascular e a dissecção do retalho livre da escápula. Plast Reconstr Surg. Abr 1984;73(4):599-604

61. Teot L, Bosse JP, Moufarrage R et al. O enxerto ósseo pediculado da crista da escápula. Jornal Internacional de Microcirurgia 1981;3:257-62

62. Nassif TM, Vidal L, Bovet JL, Baudet J. O retalho parascapular: um novo retalho livre microcirúrgico cutâneo. Plast Reconstr Surg. 1982;69:591-600.

63. Imanishi N., Nakajima H.: Relação anatómica entre as artérias e a veia na região escapular. Br J Plast Surg 2001; 54: pp. 419.

64. Takushima A, Harii K, Asato H, Momosawa A, Okazaki M, Nakatsuka T. Escolha de retalhos ósseos e osteocutâneos para reconstrução mandibular. Int J Clin Oncol. 2005 Aug;10(4):234-42. doi: 10.1007/s10147-005-0504-y. PMID: 16136367.

65. Gerressen M, Pastaschek CI, Riediger D, Hilgers RD, Hölzle F, Noroozi N, Ghassemi A. Reconstruções microcirúrgicas de retalho livre da região da cabeça e

pescoço em 406 casos: uma experiência de 13 anos. J Oral Maxillofac Surg. 2013 Mar;71(3):628-35. doi: 10.1016/j.joms.2012.07.002. Epub 2012 Aug 29. PMID: 22939011.

66. Trilles J, Chaya BF, Daar DA, Anzai L, Boczar D, Rodriguez Colon R, Hirsch DL, Jacobson AS, Levine JP. Retalhos de fíbula de barril duplo versus barril único para reconstrução mandibular: Segurança e resultados. Laryngoscope. 2022 de agosto; 132 (8): 1576-1581. doi: 10.1002 / lary.29927. Epub 2021 Nov 27. PMID: 34837398.

67. Chepeha DB, Khariwala SS, Chanowski EJ, Zumsteg JW, Malloy KM, Moyer JS, Prince ME, Sacco AG, Lee JS. Transplante autógeno da ponta da escápula da artéria toracodorsal: osso vascularizado com um pedículo longo e tecido mole flexível. Arch Otolaryngol Head Neck Surg. 2010 Oct;136(10):958-64. doi: 10.1001/archoto.2010.166. PMID: 20956740

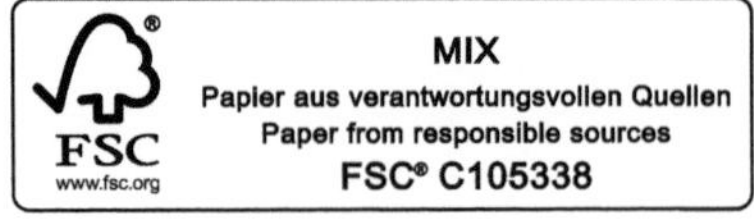

Printed by Books on Demand GmbH, Norderstedt / Germany